ernst reinhardt

Praxis der Sprachtherapie und Sprachheilpädagogik

Band 1

Herausgegeben von Prof. Dr. Manfred Grohnfeldt, Ludwig-Maximilians-Universität, München

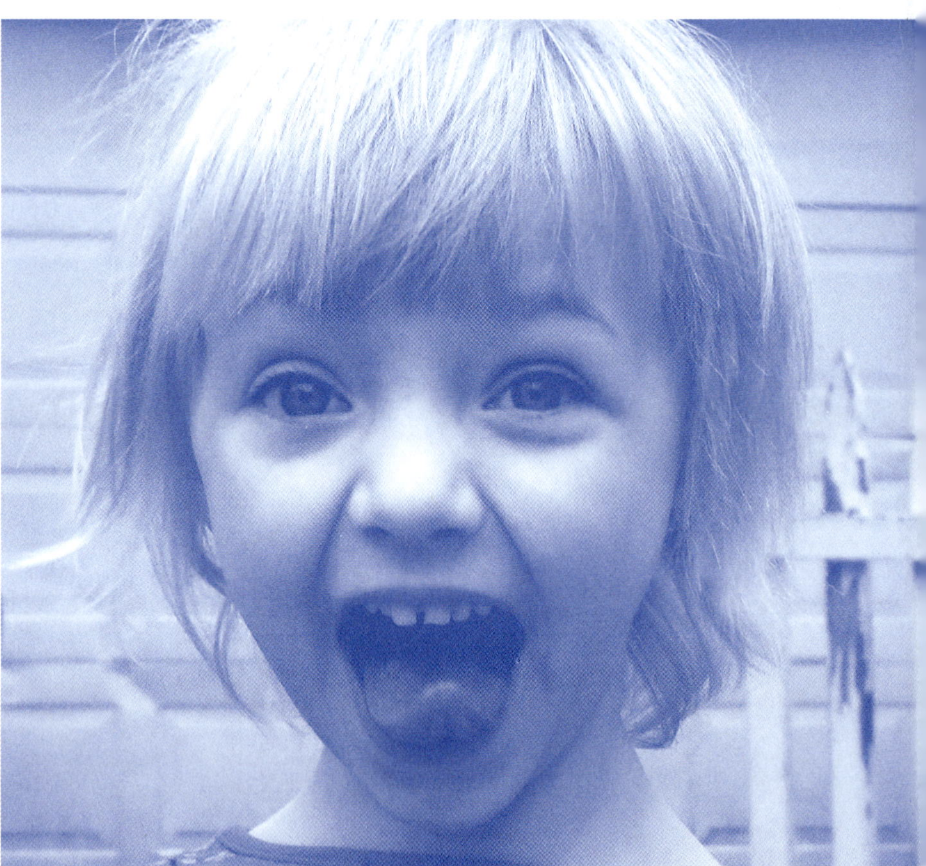

Iris Eicher

Sprachtherapie planen, durchführen, evaluieren

Mit 48 Abbildungen und 6 Tabellen

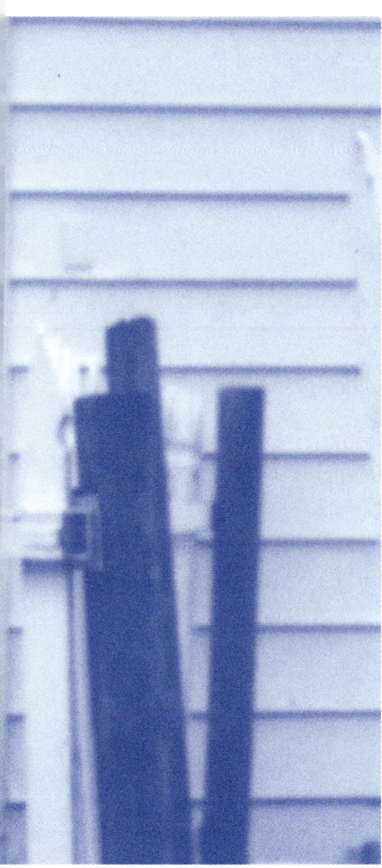

Ernst Reinhardt Verlag München Basel

Dr. *Iris Eicher*, Sprachheilpädagogin (M.A.) mit Zusatzausbildungen in Psychotherapie und Stimmtherapie, lehrt an der LMU München und hat eine eigene sprachtherapeutische Praxis.

Coverbild unter Verwendung eines Fotos von © Diane Keys – Fotolia.com

Bibliografische Information der Deutschen Nationalbibliothek

Die Deutsche Nationalbibliothek verzeichnet diese Publikation in der Deutschen Nationalbibliografie; detaillierte bibliografische Daten sind im Internet über <http://dnb.d-nb.de> abrufbar.
ISBN 978-3-497-02093-5
ISSN 1868-3959

Printed in Germany
Reihenkonzeption Umschlag: Oliver Linke, Augsburg
Satz: Arnold & Domnick, Leipzig
Druck und Bindung: Friedrich Pustet, Regensburg

Ernst Reinhardt Verlag, Kemnatenstr. 46, D-80639 München
Net: www.reinhardt-verlag.de E-Mail: info@reinhardt-verlag.de

Inhalt

Hinweise zur Verwendung der Icons

Literaturhinweise (print)

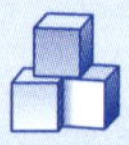

Praxis- oder Arbeitsmaterial

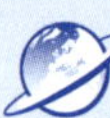

Informationen im Internet

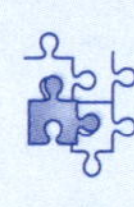

Fallbeispiel / Beispiel

Tipp

Vorwort

Dieses Buch gibt eine praktische Hilfestellung für das sprachtherapeutische Arbeiten. Im Fokus steht die Transparenz des sprachtherapeutischen Handlungsfeldes. Bisher wurden in Fachveröffentlichungen vor allem Störungsbilder und die entsprechenden Methoden der Sprachtherapie vorgestellt. Grundlegende Fragestellungen zum sprachtherapeutischen Vorgehen in der Praxis fanden dabei wenig Raum. Dieses Buch erläutert keine speziellen Therapieformen, sondern beleuchtet das Fundament des täglichen Arbeitens. Folglich geht es um grundlegende Fragestellungen der Arbeit mit Menschen, die von einer Kommunikationsstörung betroffen sind. Die Vielschichtigkeit der Störungen erfordert ein differenziertes therapeutisches Herangehen. Dennoch sind die Themen in Kollegengesprächen oder Supervisionsrunden häufig ähnlich, sie betreffen das therapeutische Arbeiten an sich: die Struktur der Therapieplanung, die Wirksamkeitseinschätzung einer Intervention, die Steuerung des Klient-Therapeuten-Kontaktes. Diese Fragestellungen sind die „Basics" oder – wissenschaftlicher formuliert – die Metatherapie, die den Therapeutenalltag bestimmen.

Stimm-, Sprach-, Sprech-, Rede- und Schlucktherapie werden in diesem Buch meist unter dem Begriff Sprachtherapie zusammengefasst. Gemeint sind jedoch alle therapeutischen Arbeitsbereiche. Genauso wird aus Gründen der Lesbarkeit von Therapeuten gesprochen, obwohl selbstverständlich Therapeutinnen und Therapeuten gemeint sind. Schließlich wird Patient durch Klient ersetzt, da im Selbstverständnis der therapeutischen Tätigkeit ein selbstbestimmter und am Therapieprozess aktiv beteiligter Klient gemeint ist, auch wenn im medizinischen Alltag noch der Begriff Patient dominiert.

Ich danke den Studierenden der Sprachtherapie der Ludwig-Maximilian-Universität München, die sich an einer Fragebogenerhebung beteiligten, um den Wissensbedarf für das praktische Handeln zu ergründen. Den Kollegen der Akademischen Lehrpraxis danke ich für die vielen fachlichen Anregungen und kritischen Fragen. Die Ausführungen zu Diagnostik und therapeutischem Vorgehen konnten dadurch hinsichtlich ihrer Praxistauglichkeit hinterfragt werden. Elke Krauser, Irmela van Thiel und Claudia Rauw danke ich herzlich für das Korrekturlesen und die wertvollen Hinweise.

München, im März 2009, Iris Eicher

1 Therapiegrundlagen

1.1 Klientenkreis und sprachtherapeutische Handlungsfelder

ressourcenorientiertes Handeln

Kommunikation – verbale, paraverbale und nonverbale – ist ein wesentlicher Bestandteil unseres Menschseins. Im Mittelpunkt der sprachtherapeutischen Tätigkeit stehen Menschen mit einer Beeinträchtigung ihrer kommunikativen Fähigkeiten. Vor dem Hintergrund eines humanistischen Menschenbildes ist das Aufdecken und Entwickeln von Ressourcen zur Persönlichkeitsentwicklung vorrangiges Ziel der sprachtherapeutischen Tätigkeit. Ressourcen- und nicht Störungsorientierung sollte das therapeutische Denken leiten. Diagnostik und Therapie sind dynamische Prozesse, die sich gegenseitig beeinflussen. Aus diesem Grund muss das sprachtherapeutische Handeln immer wieder veränderten Gegebenheiten angepasst werden. Dabei werden Ressourcen und Lebenswelt der Klienten und deren Angehörigen mit berücksichtigt und respektiert. Die sprachtherapeutische Klientel ist gekennzeichnet durch vorübergehende oder dauerhafte Einschränkungen im Kommunikationsprozess. Vor diesem Hintergrund sind die Wertschätzung des Klienten und seiner aktuellen Kommunikationsfähigkeit sowie die Offenheit für veränderte Kommunikationsprozesse wesentliche Aspekte des sprachtherapeutischen Handelns.

Störungsbilder

Die Übersicht (Tab. 1) veranschaulicht, in welchen Kommunikationsbereichen ein Klient mit einer Sprachstörung beeinträchtigt sein kann. Das Spektrum reicht von neurologisch-motorischen Störungen des Schluckens oder Sprechens über kognitiv-linguistische Sprachstörungen zu psycho-physischen Störungen der Stimme. In der Übersicht werden die Störungsbilder zusätzlich den Diagnosengruppen der Heilmittelrichtlinien (2004) zugeordnet. Gemäß den Heilmittelrichtlinien gibt es z. B. Störungen der Sprache vor Abschluss der Sprachentwicklung (Diagnosengruppe SP1), daneben Störungen der auditiven Wahrnehmung (SP2), Störungen der Aussprache (SP3) und Störungen der Sprache bei hochgradiger Schwerhörigkeit oder Gehörlosigkeit (SP4). Es folgen Sprachstörungen nach Abschluss der Sprachentwicklung (SP5). Zu den Störungen der Sprache zählen des Weiteren SP6 mit Störungen der Sprechmotorik (Dysarthrie, Dysarthophonie, Sprechapraxie). Die Störungen des Redeflusses

Tab. 1: Zuordnung der Störungsbilder zu den Kommunikationskomponenten Sprache, Sprechen, Stimme und Rede sowie Schlucken, in Anlehnung an Grohnfeldt 2000, ergänzt durch die Diagnosengruppen der Heilmittelrichtlinien (2004)

	Sprache	Sprechen	Stimme	Rede	Schlucken
Primäre (spezifische) Sprachentwicklungsstörungen, SP1, SP2, SP3 Perzeptive sowie produktive Störungen im Bereich – Phonetik u./o. Phonologie – Lexikon u./o. Semantik – Morphologie u./o. Syntax – Pragmatik – Lese-/Rechtschreibstörungen	X	X			
Sekundäre Sprachentwicklungsstörung, SP1, SP2, SP3 Perzeptive wie produktive Störungen im Bereich – Phonetik u./o. Phonologie – Lexikon u./o. Semantik – Morphologie u./o. Syntax – Pragmatik – Lese-/Rechtschreibstörungen	X	X			
Sprachstörung bei Schwerhörigkeit/Gehörlosigkeit, SP4	X	X	X		
Stottern, RE1				X	
Poltern, RE2				X	
Mutismus				X	
Sprechangst				X	
Aphasie, SP5	X				
Dysarthrophonie, SP6		X	X		
Sprechapraxie, SP6		X	X	X	
Dysphagie, SC1					X
Cerebrale Bewegungsstörung, SP6		X	X	X	X
Dysphonie, ST1, ST2, ST3, ST4			X		
Zustand nach Laryngektomie, ST1			X		
Rhinophonie, SF		X	X		
Myofunktionelle Störung, SP3		X			

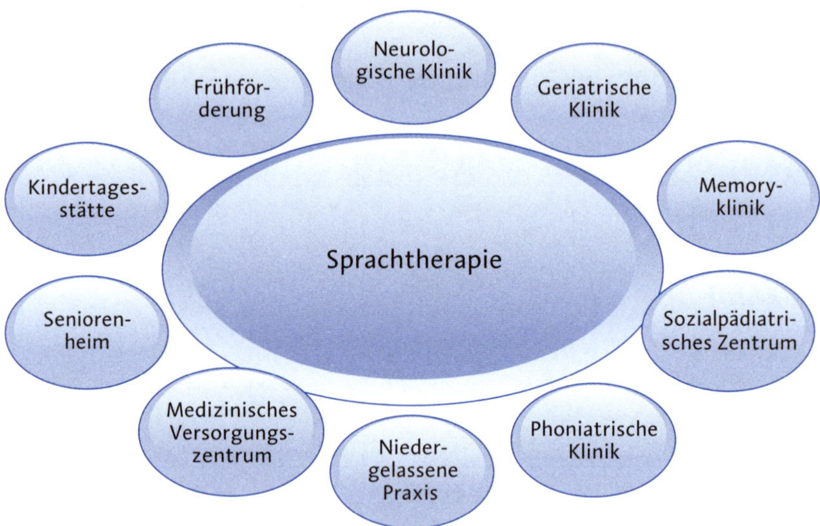

Abb. 1: Sprachtherapeutische Handlungsfelder

werden unterteilt in RE1 Stottern und RE2 Poltern. Rhinophonie SF wird gesondert unter den Störungen der Stimm- und Sprechfunktion genannt. Schließlich gibt es noch die Störungen des Schluckaktes mit SC1 Krankhafte Störungen des Schluckaktes wie Dysphagie und SC2 Schädigungen im Kopf-Hals-Bereich.

Die Auflistung zeigt, dass nicht alle auftretenden Störungsbilder zum jetzigen Zeitpunkt im Schema der Heilmittel einen Platz haben. So fallen bis dato Sprechangst, Mutismus (Katz-Bernstein 2007b; Kramer 2007; Hartmann 2008) oder Sprachverlust bei Demenz (Böhme 2007; Steiner 2008) noch aus den Richtlinien heraus, obwohl sie wesentliche sprachtherapeutische Handlungsfelder sind.

sprachtherapeutische Handlungsfelder

Neben der Zuordnung zu den betroffenen Kommunikationskomponenten spielt der Tätigkeitsbereich der sprachtherapeutischen Intervention eine Rolle. Die Dienstleistung Sprachtherapie wird in professioneller Form durch verschiedene Berufsgruppen in vielfältigen Arbeitsfeldern angeboten. Das Spektrum erstreckt sich von der Frühintervention in einem sozialpädiatrischen Zentrum, einer Frühfördereinrichtung oder niedergelassenen Praxis bis zur geriatrischen Abteilung in einer Klinik, einem Seniorenheim oder einer niedergelassenen Praxis. Je nachdem, ob Sprachtherapie in einer Praxis, Klinik oder Einrichtung stattfindet, steht mehr eine medizinische oder pädagogische Leistung im Vordergrund. Tatsächlich ist das sprachtherapeutische Handlungsfeld immer durch ein interdisziplinäres Angebot gekennzeichnet, das Inhalte aus Medizin, Pädagogik, Psychologie, Phonetik und Linguistik kontinuierlich vereinen muss. Die sehr unterschiedlichen Handlungsfelder der Sprachtherapie (Abb. 1) verdeutlichen die Notwendigkeit interdisziplinärer Zusammenarbeit.

Kommunikationsfähigkeit

Wesentlich für alle Einsatzbereiche ist das Bemühen um die Wiederherstellung und Verbesserung der Kommunikationsfähigkeit. Das Miteinanderleben und Sich-Verstehen wird wesentlich von der Kommunikationsfähigkeit beeinflusst. Durch eine Stimm-, Redefluss- oder zentrale Störung ist dem Klienten diese Kommunikationsfähigkeit zeitweilig oder auf Dauer verwehrt. Den Weg für Kommunikation wieder zu öffnen oder neue Wege zu entwickeln ist die zentrale therapeutische Aufgabe. Hieraus wird ersichtlich, dass sich die Therapie nicht nur auf eine Behebung von Symptomen wie „Heiserkeit", „Schetismus" oder „Wortfindungsstörung" beschränkt. Die Einschränkung der Kommunikationsfähigkeit hat umfassende Auswirkungen, daher muss der Klient in seinem gesamten Lebensumfeld betrachtet werden.

Heilmittelkatalog

Im Heilmittelkatalog wird das therapeutische Handlungsfeld aus dem Blickwinkel des Kostenträgers beschrieben. Die gesetzlichen Grundlagen der Heilmittel werden ausführlicher im folgenden Kapitel erläutert.

Tab. 2: Die sprachtherapeutische Intervention je nach Altersgruppe der Klienten

Störungsbilder	0–2 Jahre	2–4 Jahre	4–6 Jahre	6–14 Jahre	14–25 Jahre	25–99+ Jahre
Stimmstörungen	Elternberatung	Elternberatung und Intervention	Elternberatung und Intervention	Elternberatung und Intervention	Intervention	Intervention und Angehörigenberatung
Sprachstörungen	Elternberatung	Elternberatung und Intervention	Elternberatung und Intervention	Elternberatung und Intervention	Intervention und Angehörigenberatung	Intervention und Angehörigenberatung
Redeflussstörungen		Elternberatung und Kontrolle	Elternberatung und Intervention	Elternberatung und Intervention	Intervention	Intervention und Angehörigenberatung
Schluckstörungen	Elternberatung und Intervention	Elternberatung und Intervention	Elternberatung und Intervention	Elternberatung und Intervention	Intervention	Intervention und Angehörigenberatung

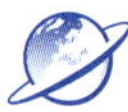

Der Heilmittelkatalog kann in seiner Gesamtheit auf der Internetseite *www.heilmittelkatalog.de* eingesehen werden.

Im Heilmittelkatalog aus dem Jahr 2004 kann man nachlesen, dass das Aufgabengebiet der Sprachtherapie sich auf die Störungsbereiche der Stimme, der Sprache, des Redeflusses, der Stimm- und Sprechfunktion (Rhinophonie) und des Schluckaktes bezieht. Das Handlungsspektrum reicht von Wiederherstellung der Stimm- oder Sprachfunktion über Normalisierung der Sprache oder des Sprechens bis zur Erhöhung der Belastbarkeit, z. B. der Stimme, oder der Schaffung nonverbaler Kommunikationsmöglichkeiten. Bei einer Schlucktherapie kann es darum gehen, den Schluckakt zu verbessern bzw. zu normalisieren und ggf. Kompensationsstrategien zu erarbeiten oder eine orale Nahrungsaufnahme zu ermöglichen. Diese in den Heilmittelrichtlinien (2004) formulierten Handlungsfelder zeigen das breite sprachtherapeutische Spektrum.

Altersspektrum

Wie Tabelle 2 darstellt, ist das Altersspektrum der Klienten bei der sprachtherapeutischen Intervention sehr breit. Sprachtherapie kann sich bei Kindern im Alter von 24 Monaten auf Elternberatung und -training beschränken, es kann aber auch schon mit einem Kleinkind Sprachtherapie erfolgen. Aus Tabelle 2 geht hervor, dass in den meisten Fällen Therapie und Angehörigenberatung zusammengehören. Sprachtherapie hat keine Altersgrenze.

Verordnungsgipfel

Von den AOK-Versicherten erhielten nahezu drei Viertel sprachtherapeutische Leistungen bis zum 15. Lebensjahr (Abb. 2). Davon lag der Anteil der Jungen bei 46 %. Der Verordnungsgipfel lag im Alter von sechs bis neun Jahren (Bode 2009). 56 % der Leistungen fielen in diese Altersgruppe. Sprachtherapie bis zum Alter von zwei Jahren liegt bei unter 1 %. Dies

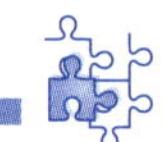

Mädchen, 2,4 Jahre, aktiver Wortschatz unter 50 Wörter, dabei Nomen, wenige Funktionswörter und Verben: Sprachtherapie bei einem Kind mit zwei Jahren wird notwendig, wenn die Masse an Worten und die Differenziertheit der Wortarten den Einstieg in die Grammatikentwicklung verhindert. Die Therapie setzt früh ein, um den Anschluss an den normalen Spracherwerb wieder herzustellen und zu verhindern, dass das Kind in weiteren Bereichen Defizite entwickelt. Eine künftig unauffällige Entwicklung ist das Ziel.

Mann mit Parkinson, 67 Jahre, eingeschränkte Atmungs- und Sprechfunktion: Das Ziel einer Sprech- und Atemtherapie bei einem Parkinsonklienten ist die möglichst lange Aufrechterhaltung der Atemfunktion und der Sprechverständlichkeit. Fokussiert wird die Stabilisierung bestehender Fertigkeiten. Die sprachtherapeutische Intervention kann je nach Störungsbild und Verlauf sehr unterschiedliche Zielsetzungen haben.

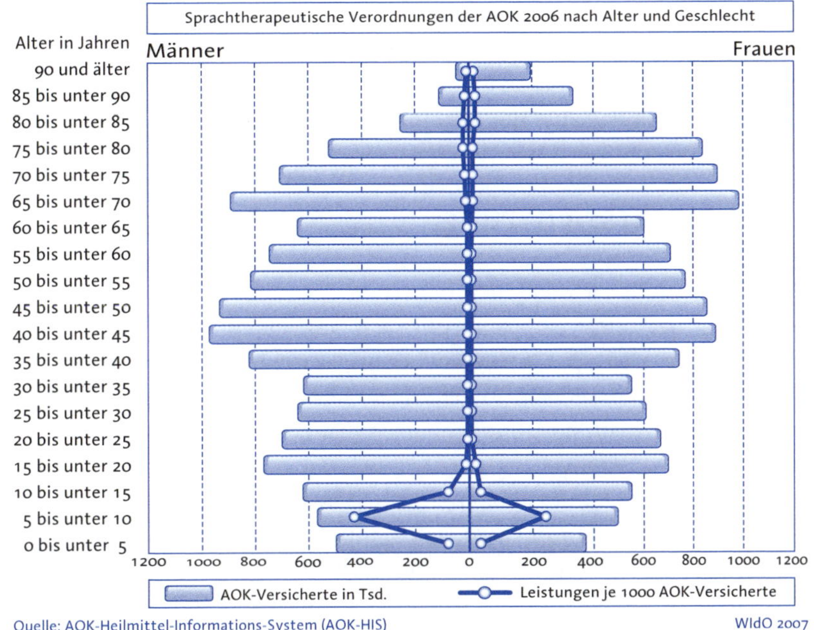

Abb. 2: Sprachtherapeutische Verordnungen der AOK 2006 nach Alter und Geschlecht (AOK-Heilmittel-Informations-System, AOK-HIS, WIdO 2007; aus Bode / Schröder / Waltersbacher 2008

zeigt, dass wissenschaftliche Erkenntnisse zur Effektivität der frühen Intervention zwischen dem zweiten und vierten Lebensjahr bisher nicht im Alltag der Verordnungen angekommen sind. Aktuell erreicht Sprachtherapie Kinder noch deutlich zu spät. Im Durchschnitt liegt das Alter des Therapiebeginns bei 6,5 Jahren (de Langen-Müller et al. 2003). Gemäß den Leitlinien der AWMF (Arbeitsgemeinschaft der wissenschaftlichen medizinischen Fachgesellschaften) geht die Gesellschaft für Phoniatrie und Pädaudiologie davon aus, dass Sprachtherapie bei Sprachentwicklungsstörungen vor dem Schuleintritt erfolgreich abgeschlossen sein soll.

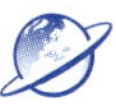

Die Leitlinien der AWMF sind unter *www.awmf.org* einzusehen.

Sprachtherapie zu spät

Dennoch werden Kinder in Deutschland in der Regel erst eingeschult und erhalten dann Sprachtherapie. Sie müssen den Anforderungen der Schule gerecht werden, obwohl Schwächen in den sprachrelevanten Bereichen bestehen. Die Sensibilität der Früherkennung von Sprachentwicklungsstörungen und ein effizientes, flächendeckendes Vorsorgewesen scheinen noch nicht zu greifen. Gleichzeitig gibt es in den letzten Jahren einen deutlichen

Anstieg der sprachtherapeutischen Versorgung ab dem 60. Lebensjahr. Neurologische Erkrankungen wie Schlaganfall oder demente Störungen machen eine Intervention zwingend notwendig. Dadurch kommt neben dem Hauptaufgabengebiet der Arbeit mit Kindern ein neues dazu.

1.2 Qualitätssicherung

Optimierung der Klientenversorgung

Die Verpflichtung zu qualitätsgesichertem Arbeiten ist die verbindende Zielsetzung bei aller Unterschiedlichkeit im Handlungsspektrum der Sprachtherapie. Ziel der Qualitätssicherung ist die bedarfsgerechte Versorgung der Klienten und deren Angehörigen. Dies gilt für die niedergelassene Praxis genauso wie für ein Krankenhaus. Qualitätssicherung dient der Optimierung der Klientenversorgung. Ziel ist es, den Klienten über seine Erkrankung sensibel zu informieren, ihm eine bedarfsgerechte und zufrieden stellende Therapie zukommen zu lassen, ihm Grenzen, aber auch Perspektiven aufzuzeigen und ihn für das weitere Leben zu stärken. Partner in diesem Prozess sind nicht nur die Klienten, sondern auch die Kostenträger. Ihnen gegenüber sind Therapeuten, Praxisinhaber und Klinikbetreiber verpflichtet, die Klientenversorgung transparent und bedarfsgerecht zu gestalten, um die Kosten kalkulierbar zu halten.

Verpflichtung zu Qualitätssicherung

Von der Weltgesundheitsorganisation wurde 1984 auf internationaler Ebene eine effektive Qualitätssicherung in der Klientenversorgung im Programm „Gesundheit 2000“ für alle Staaten gefordert. 1998 wurden die Kostenträger im § 125 SGB V vom Gesetzgeber in der Bundesrepublik zu Maßnahmen der Wirtschaftlichkeit der Leistungserbringer und deren Prüfung verpflichtet. Als Konsequenz forderten die Kostenträger von den Heilmittelerbringern, also den Anbietern von Sprachtherapie, Aussagen zur und transparente Nachweise der Qualität und der ökonomischen Effizienz ihrer Arbeit (Baumgartner / Giel 2000). Qualitätssicherung wurde im November 1999 in den gemeinsamen Rahmenempfehlungen gemäß § 125 Abs. 1 SGB V für die Erbringer von Heilmitteln verpflichtend. Der Sprachtherapeut muss seither Maßnahmen zur Qualitätssicherung umsetzen. Sie umfassen die Qualität der Behandlung, der Versorgungsabläufe und die Behandlungsergebnisse. Die Qualität der Behandlung unterteilt sich in Maßnahmen der Struktur-, Prozess- und Ergebnisqualität (Donabedian 1966; 1982). Strukturqualität wird in den gemeinsamen Rahmenempfehlungen (§ 10) wie folgt definiert:

Strukturqualität wirkt sich auf Aus- und Fortbildungsmaßnahmen ebenso aus wie auf räumliche und materielle Voraussetzungen.

Definition

„Die **Strukturqualität** beschreibt die Möglichkeit des Therapeuten, aufgrund seiner individuellen Qualifikation, im Rahmen seines Arbeitsfeldes und unter Berücksichtigung der vorhandenen Infrastruktur, qualitativ hochwertige Therapieleistungen zu erbringen. Die Strukturqualität umfasst insbesondere die personellen, räumlichen, materiellen und organisatorischen Voraussetzungen für das Therapiegeschehen."

Was bedeutet die Forderung nach Strukturqualität konkret für die sprachtherapeutische Tätigkeit in einer Klinik oder Praxis? In Deutschland gibt es folgende Vorgaben:

1. **Räumliche Voraussetzungen:** Die gemeinsamen Empfehlungen der Spitzenverbände der Krankenkassen gemäß § 124 Abs. 4 SGB V regeln die Bedingungen für die Dienstleistung Sprachtherapie. Hier gibt es klare Grundvoraussetzungen für die Raumgröße, die Raumaufteilung und Arbeitsmaterialen.

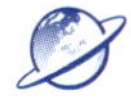

Zum Nachlesen im Internet: *http://www.ikk-sachsen.de/fileadmin/user_upload/ikksachsen/downloads/andere/Gesundheitspartner/108244.pdf*

Die Berufsverbände bieten Arbeitspapiere zum Herunterladen, in denen wichtige Informationen zur Raumausstattung bis hin zu Materialvorschlägen gemacht werden: *www.dbs-ev.de und www.dbl-ev.de*

2. **Das Arbeitssicherheitsgesetz (ASiG)** verpflichtet den Arbeitgeber, Betriebsärzte und Fachkräfte für Arbeitssicherheit zu bestellen, die den Arbeitgeber beim Arbeitsschutz und bei der Unfallverhütung in allen Fragen des Gesundheitsschutzes unterstützen.
3. **Hygieneschutzmaßnahmen** regeln umfassend die Arbeitsabläufe und müssen im täglichen Umgang mit Klienten und Material beachtet werden.
4. Die Spitzenverbände der Krankenkassen zusammen mit dem Medizinischen Dienst der Krankenkassen und den Ausbildungsstätten regeln die **Bedingungen für die Zulassung** der Berufe zur Ausübung von Sprachtherapie. Sie bestimmen auch die verpflichtenden Weiterbildungsvorschriften, die an die Kassenzulassung gebunden sind.

Transparenz im Alltag

Das Beispiel zeigt, dass es in der Umsetzung von Strukturqualität um sehr konkrete Forderungen geht. Vorgaben für die Größe eines Therapieraums sind ebenso von Bedeutung wie Hygienerichtlinien und Vorschläge für Therapiematerial. Immaterielle Forderungen wie Weiterbildungsqualität, Supervisionsangebote und kurze Informationswege erhöhen die personellen Ressourcen für qualitativ hochwertiges Therapiegeschehen. Informationen über Handlungsabläufe, Organigramme, Flussdiagramme erleichtern dem Therapeuten den Arbeitsalltag und verschaffen ihm dadurch Freiräume, die es ihm ermöglichen, sich intensiver mit dem Klienten zu beschäftigen. Handlungsanweisungen für sich wiederholende Arbeitsabläufe optimieren das Zeitmanagement. Gleichzeitig schaffen diese Arbeitsanweisungen die notwendige Transparenz und Klarheit in einem Ablauf. Die Durchführung einer myofunktionellen Diagnostik kann nach standardisierten Vorgaben ablaufen, auf die sich eine Klinik oder Praxis geeinigt hat. Eine Vereinheitlichung schafft außerdem Transparenz und Vergleichbarkeit. Dadurch werden Daten für spätere Evaluationszwecke geschaffen. Diese einheitlichen Maßstäbe ermöglichen den notwendigen Effektivitätsnachweis einer Maßnahme (Baumgartner / Giel 2000, 277):

> „Einheitliche Anfangs-, Verlaufs- und Enddiagnosen – zumindest pro Institution – sowie die Anwendung wissenschaftlich abgesicherter – dem aktuellen sprachheilpädagogischen Wissen entsprechender – Diagnose-, Beratungs- und Therapieverfahren sind unabdingbar."

Organisationsmanagement

Weiterhin sind im Rahmen der Strukturqualität die organisatorischen Voraussetzungen zu klären. Gerade im Klinik- oder Praxisalltag geht viel Zeit und damit Geld für Organisation verloren. Der wissenschaftlich gut ausgebildete Sprachtherapeut sieht sich hier mit einer Aufgabe konfrontiert, die

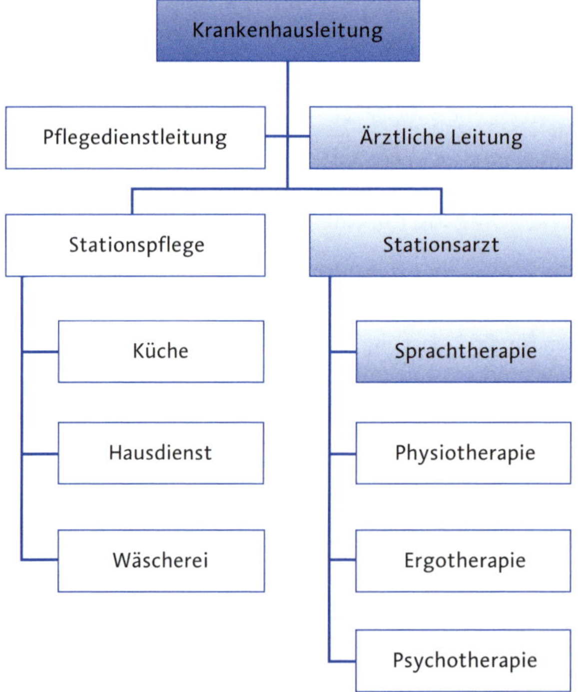

Abb. 3: Organigramm Pflegestation: Weg der Weisungsbefugnis

bisher wenig Platz in der Ausbildung fand. Durch mangelhaftes Organisationsmanagement gehen wertvolle Zeit und Informationen verloren. Hilfestellungen in Form von Ablaufmodellen oder Organigrammen (Eicher 2000) können diese Situation verbessern.

Organigramm

Ein Organigramm regelt Verantwortlichkeiten. So zeigt das Organigramm der Pflegestation (Abb. 3), dass die ärztliche Leitung der Station die Weisungspflicht für den Bereich der Sprachtherapie hat. Ein Klient mit Dysphagie wird Therapie durch die Weisung des Arztes erhalten. Absprachen zu Veränderungen in der Therapie müssen immer mit dem leitenden Arzt besprochen werden. Maßnahmen können effektiv und zeitnah umgesetzt werden, wenn die Weisungsbefugnis transparent geklärt ist.

Während in der Strukturqualität die Voraussetzung für Qualitätsentwicklung liegt, regelt die Prozessqualität die Abläufe rund um die Behandlung (§ 14 Gemeinsame Rahmenempfehlungen 2006, 10 f):

Definition

„Die **Prozessqualität** beschreibt die Güte der ablaufenden Therapieprozesse. Zur Sicherung der Prozessqualität hat der Heilmittelerbringer insbesondere folgendes zu gewährleisten:

- Kooperation zwischen Heilmittelerbringer und verordnendem Vertragsarzt
- Orientierung der Behandlungsintervalle an der Indikation, am Therapieziel und an der Leistungsfähigkeit des Versicherten
- Anwendung des verordneten Heilmittels
- Behandlung gemäß Leistungsbeschreibung
- Dokumentation des Behandlungsverlaufs gemäß Abs. 4.

Der Heilmittelerbringer sollte darüber hinaus bereit sein,

- eine Abstimmung des Therapieplans mit anderen an der Behandlung Beteiligten herbeizuführen
- Patienten und deren Angehörige im Einzelfall zu beraten und
- sich an Case-Managements und Qualitätszirkeln (insbesondere auch mit Ärzten) zu beteiligen.

Der zugelassene Heilmittelerbringer hat für jeden behandelten Versicherten eine Verlaufsdokumentation gemäß Ziffer VII der Leistungsbeschreibung zu führen und kontinuierlich je Behandlungseinheit fortzuschreiben."

Die Prozessqualität regelt die Güte des gesamten Therapiegeschehens. Aus den Rahmenempfehlungen wird klar, dass gerade die interdisziplinäre Zusammenarbeit einen hohen Stellenwert erhält. Darunter fallen Zusammenarbeit, Austausch, Absprache und Informationsfluss im interdisziplinären Team. In einer Klinik oder Einrichtung ist die interdisziplinäre Zusammenarbeit selbstverständlicher als in einer Praxis. Aber gerade eine multimediale Informationsgesellschaft bietet einfache und schnelle Wege der Zusammenarbeit unter den beteiligten Behandlern. Es gibt vielfältige Möglichkeiten, sich schnell zu informieren, auszutauschen und die Wahl der Intervention in den evidenzbasierten Entscheidungsprozess zu stellen.

evidenzbasierte Entscheidungsprozesse

Um die Güte des ablaufenden Therapiegeschehens zu beurteilen, muss dieses Geschehen differenziert beleuchtet werden. Die Entscheidung über die beste Wahl der Behandlung steht im Spannungsfeld um das Wissen der aktuell besten wissenschaftlichen Methode, der Verfügbarkeit, Bezahlbarkeit und dem Nachweis der Wirksamkeit. Gerne wird hier vom Standard für eine Methode gesprochen, d. h., dass man sich vor dem Hintergrund des aktuellen wissenschaftlichen Erkenntnisstandes, der praktischen Erfahrung und professionellen Akzeptanz auf die festgelegte Durchführung einer Methode in Fachkreisen geeinigt hat und die Wirksamkeit nachgewiesen ist. Konkret muss ein Sprachtherapeut bei der Wahl der Methode Effektivität und Effizienz überprüfen oder eine Standardmethode wählen, die dies gewährleistet.

Wirksamkeitsnachweis

1972 verfasste Cochrane sein Werk „Effectiveness and Efficiency“, das grundlegend war für die weitere Entwicklung zur evidenzbasierten Medizin (EbM). Das Deutsche Cochrane Zentrum (*www.cochrane.de*) definiert EbM wie folgt:

Definition

„**Evidenzbasierte Medizin (EbM)** ist der gewissenhafte, ausdrückliche und vernünftige Gebrauch der gegenwärtig besten externen, wissenschaftlichen Evidenz für Entscheidungen in der medizinischen Versorgung individueller Patienten. Die Praxis der EbM bedeutet die Integration individueller klinischer Expertise mit der bestverfügbaren externen Evidenz aus systematischer Forschung.“

Zusammengefasst muss der Therapeut im Therapieprozess **drei Aspekte** integrieren:

- seine individuelle klinische Erfahrung
- die Werte und Wünsche des Klienten
- den aktuellen Stand der klinischen Forschung

Informationszentren

Um den Zugang zum aktuellen Stand der klinischen Forschung auch dem Praktiker schnell und sicher zu ermöglichen, gibt es mittlerweile anerkannte Informationszentren, z. B. das Cochrane Zentrum. Dieses internationale

Netzwerk aus Ärzten, Therapeuten, Wissenschaftlern, Methodikern hat als Aufgabe die Erstellung, Verbreitung und Aktualisierung von systematischen Übersichtsarbeiten in der Medizin. Dadurch erhalten Ärzte und Therapeuten eine wissenschaftlich fundierte Informationsgrundlage, um den aktuellen Stand der klinischen Forschung zügig und objektiv beurteilen zu können. Die Übersichtsarbeiten können in der „Cochrane Library" online abgerufen werden. Damit kann sich der Praktiker auf der Suche nach der geeigneten Behandlungsmethode schnell einen Überblick über die Evidenz der vorgesehenen Methode verschaffen.

Die EbM sieht einen fünfstufigen Umsetzungsprozess vor:

evidenzbasiertes Vorgehen

1. **Spezifische Fragestellung**, d.h. Übersetzung des klinischen Problems in eine klar formulierte und fokussierte klientenspezifische Fragestellung: Übertragen auf den möglichen Behandlungsbedarf einer kindlichen Sprachentwicklungsstörung bedeutet dies, dass im diagnostischen Prozess ein Störungsprofil erstellt wird. Zeigt sich ein asynchrones Profil der Sprachentwicklung, so besteht ein Behandlungsbedarf. Asynchrones Profil bedeutet, dass sich die jeweiligen Komponenten der Sprache perzeptiv wie produktiv in den Bereichen Phonologie-Phonetik, Lexikon-Semantik und Morphologie-Syntax asynchron entwickeln.
2. **Literaturrecherche:** Im nächsten Schritt geht es um die Suche nach relevanter und zuverlässiger externer Evidenz für die gewählte therapeutische Intervention. Diese Recherche könnte nun mit Hilfe der Cochrane Library erfolgen. Hier zeigt sich zum aktuellen Zeitpunkt noch ein Dilemma der deutschsprachigen Sprachtherapieforschung. Deutschsprachige Studien zur Sprachtherapieforschung werden nur selten im internationalen Raum veröffentlicht, so dass sie keinen Eingang in die Cochrane Library finden. In unserem Fall ergab eine Anfrage in der Cochrane Library 25 Studien zu Wirksamkeitsnachweisen in der Sprachtherapie. Dabei zeigten sich die deutlichsten Nachweise im Bereich der phonologischen und der lexikalischen Interventionen. Die Nachweise bei syntaktischen Interventionen und im perzeptiven Bereich waren zu unterschiedlich, als dass sie Anerkennung bekamen.

Falls es keine expliziten Wirksamkeitsnachweise für eine gewählte Methode gibt, kann der Therapeut in den Leitlinien der Arbeitsgemeinschaft der wissenschaftlichen medizinischen Fachgesellschaften (AWMF) seinen Ansatz überprüfen. In einer konzertierten Aktion im Gesundheitswesen wurden durch die AWMF seit 1995 „Standards", Richtlinien, Leitlinien und Empfehlungen für die Behandlung von verschiedenen Störungsbildern erstellt. Zur Intervention bei Sprachentwicklungsstörungen gibt es aktuell sowohl von der Fachgesellschaft für Kinder- und Jugendpsychiatrie als auch von der Fachgesellschaft für Phoniatrie jeweils eine Leitlinie für Diagnostik und Behandlung bei Verdacht auf Sprachentwicklungsstörungen.

Zufrieden stellend sind die Möglichkeiten der Suche nach der geeigneten Intervention bei Sprachentwicklungsstörungen zurzeit noch nicht. Glück stellt 2003 eine Metaanalyse der Therapiewirksamkeit bei semantisch-lexikalischer Intervention vor. Siegmüller und Fröhling veröffentlichen 2003 eine Therapiestudie zur semantischen Kategorisierung mit zwölf Probanden vor. Siegmüller untersucht 2008 einen Therapieansatz bei Wortfindungsstörungen mit zehn Kindern. 2009 stellen Watermeyer und Kauschke eine Therapiestudie mit zwei Kindern zum patholinguistischen Ansatz vor. Therapiestudien sind sehr aufwendig und langwierig und dies erklärt die meist kleine Probandenzahl. Um aber im Sinne der EbM Eingang z. B. in die Cochrane Library zu bekommen, braucht es umfassendere Studien. Dennoch wurden hier erste Maßnahmen der Wirksamkeitsüberprüfung aufgezeigt, die ein Sprachtherapeut anwenden sollte, wenn er sich für eine Methode entscheidet.

3. **Evidenzbewertung:** Im nächsten Schritt ist die kritische Beurteilung der relevanten Literatur vorgesehen. Damit ist gemeint, dass man eine Studie, die eine Wirksamkeit vorgibt, auch überprüfen muss: Wie ist die Studie zustande gekommen und von welcher Güte sind die Daten?
4. **Umsetzung:** Im folgenden Schritt werden die gewonnenen Einsichten in Relation zur konkreten klinischen Situation gesetzt. Dabei werden die Klientenfaktoren (Mitarbeit, Kooperation und Partizipation) mit den Therapeutenfaktoren (Rahmenbedingungen und klinische Expertise) zusammengebracht. Daraus erfolgt die Entscheidung für die Wahl der konkreten Intervention.
5. **Evaluation**, Selbstkritik und ggf. Anpassung der bisherigen Vorgehensweise bedeutet, dass an dieser Stelle der therapeutische Prozess überprüft werden muss. Hierbei geht es um die Wirksamkeit im Hinblick auf die Effektivität, die Generalisierung, die Ausbreitung des Therapieeffektes, den Transfer, die Nachhaltigkeit und die lebenspraktische Relevanz.

Diese fünf Schritte führen im Sinne der EbM zur Entscheidung für eine Intervention, deren Durchführung und die spätere Evaluation dieser Intervention.

Therapieprotokoll

Nachdem der Therapeut sich für ein spezielles Vorgehen entschieden hat, muss es während der Durchführung hinsichtlich der Wirksamkeit kontinuierlich überprüft werden (Eicher 2000; 2001a; 2001b). Fundierte Aussagen

Therapieprotokoll Semantiktherapie Name: S. M. Alter: 4,6 Jahre	**Therapiebereich**	**Übungsbereich**
Semantisches Feld: Obst	Begriffsbildung	Erfahrungsaufbau und Konzeptbildung Objektkategorisierung
Aufbau	Perzeption	Produktion
Einführung süß vs. nicht süß	2.12.08 Apfel, Banane, Zitrone, Birne Was schmeckt süß, nicht süß? 30% korrekt	2.12.08 Apfel, Banane, Zitrone, Birne Einkaufen: Kaufe süßes Obst! 20% korrekt
Differenzierung: süß und sauer	4.12.08 Apfel, Banane, Zitrone, Birne, Orange Obstkorb sortieren, süßes und saures Obst. 30% korrekt	4.12.08 Apfel, Banane, Zitrone, Birne, Orange Einkaufen: Ich möchte eine saure Zitrone. 20% korrekt
	5.12.08 Apfel, Banane, Zitrone, Birne, Orange Obstkorb sortieren, süßes und saures Obst. 40% korrekt	5.12.08 Apfel, Banane, Zitrone, Birne, Orange Einkaufen: Ich möchte eine saure Zitrone. 30% korrekt
Hinzunahme: saftig	9.12.08 Apfel, Banane, Zitrone, Birne, Orange Obstkorb sortieren, süßes ,saures und saftiges Obst. 30% korrekt	9.12.08 Apfel, Banane, Zitrone, Birne, Orange Einkaufen: Ich möchte eine saure und saftige Zitrone. 20% korrekt
Differenzierung: süß, sauer, saftig		
Einführung glatt vs. nicht glatt		
Differenzierung: glatt vs. pelzig		
3 Merkmale gleichzeitig: süß, sauer, saftig		
4 Merkmale gleichzeitig: süß, sauer, glatt, pelzig		

Abb. 4: Beispiel Therapieprotokoll Semantiktherapie

können erst gemacht werden, wenn ausreichendes und valides Datenmaterial zur Verfügung steht. Die Dokumentation des Behandlungsverlaufs ist der erste Schritt zu auswertbaren Daten. Am Beispiel der Semantiktherapie (in Anlehnung an Kauschke/Siegmüller 2002) wird eine Protokollmöglichkeit aufgezeigt, die den Verlauf dieser Therapie dokumentiert (Abb. 4). In Kapitel 5 werden weitere Möglichkeiten der Dokumentation und Bewertung vorgestellt.

Die Auswertung eines Therapieprotokolls zeigt den Verlauf der Therapie und schafft einen Nachweis darüber, welche linguistischen Ziele in welcher Zeit erreicht wurden. Hier ist anzumerken, dass die Protokollierung der erworbenen Adjektive nur den linguistischen Aspekt des Therapieverlaufs zeigt. Weitere Aspekte wie Motivation, Aufmerksamkeitssteuerung, Kooperation und Alltagsbezug spielen ebenso eine bedeutende Rolle in der Bewertung des Therapieprozesses. Diese Bewertung führt schließlich zur Ergebnisqualität (Gemeinsame Rahmenempfehlungen 2006, 11):

Definition

„**Ergebnisqualität** ist als Zielerreichungsgrad durch Maßnahmen der Heilmittelbehandlung zu verstehen. Im Behandlungsverlauf ist das Ergebnis der Heilmittelbehandlung anhand der Therapieziele in Abgleich zu den verordneten und durchgeführten Heilmittelleistungen regelmäßig zu überprüfen. Zu vergleichen ist die Leitsymptomatik bei Beginn der Behandlungsserie mit dem tatsächlich erreichten Zustand am Ende der Behandlungsserie unter Berücksichtigung des Therapieziels gemäß der ärztlichen Verordnung sowie des Befindens und der Zufriedenheit des Versicherten."

technische vs. interpersonelle Qualität

Die Ergebnisqualität ergibt sich aus einem Soll-Ist-Vergleich, bei dem die Effekte der durchgeführten Sprachtherapie beschrieben werden. Dabei spielt auch die Zufriedenheit des Klienten eine Rolle. Ganz im Sinne von Donabedian (1982) wird die Ergebnisqualität unterteilt in „technische" und „interpersonelle Qualität". Das Ergebnis einer erfolgreichen Stimmtherapie kann nicht nur die Abwesenheit einer Störung, z. B. Heiserkeit, sein. Faktoren wie die Zufriedenheit des Klienten mit der Stimmveränderung, die Belastbarkeit der Stimme im Alltag und der eigene Umgang mit der Stimme führen zu aussagefähigen Daten für eine gelungene Stimmtherapie. Die Durchführung des Belastungsfragebogens (Voice Handicap Index) zu Beginn und am Ende der Therapie und der Vergleich des Stimmbefundes vor und nach der Therapie können hier als Dokumentationsgrundlage dienen. Die Ergebnisqualität der Therapie setzt sich folglich aus

Strukturqualität	Prozessqualität	Ergebnisqualität
Voraussetzung für Sprachtherapie	Sprachtherapeutisches Handeln	Interventionsergebnisse
QUALIFIKATION ■ Studium ■ Hochschulabschlüsse ■ Fort- und Weiterbildung ■ Supervision STRUKTURELLE BEDINGUNGEN: Ausstattung ■ personell ■ räumlich ■ materiell ■ organisatorisch	SPRACHTHERAPEUTISCHE INTERVENTIONEN ■ Befunderhebung ■ Beratung ■ Therapie ■ Interdisziplinäre Kooperation ■ Dokumentation / Berichte	EFFEKTE SPRACHTHERAPEUTI-SCHER INTERVENTIONEN ■ Zielerreichung ■ Veränderung der Lebensqualität ■ Veränderung der Symptomatik ■ Erweiterung der: Kommunikationsfähigkeit, Handlungskompetenz, Bewältigungsmöglichkeiten

Abb. 5: Ebenen der Qualität für die Sprachtherapie (Giel 1999a, 34)

verschiedenen Parametern zusammen. Es stellt sich im Alltag häufig die Frage, worin der Therapieerfolg etwa einer Aphasietherapie besteht. Ist es die Abnahme der semantischen Paraphasien und / oder die Zunahme der sprachlichen Kontaktaufnahme? Ist es bei einer Sprechtherapie die bessere Kontrastierung der Plosive / B / und / P / oder die stärkere Partizipation im Alltag durch die leichte Zunahme an Verständlichkeit?

Um z. B. die Ergebnisqualität der Therapie mit einer 63-jährigen Frau nach Schlaganfall mit leichten Wortfindungsstörungen zu bewerten, müssen beide Ebenen in Verbindung gebracht werden. Der individuelle Therapieerfolg des Klienten zeigt sich in der „interpersonellen Qualität" und der nachweisbare Therapieerfolg in der „technischen Qualität". Häufig ist es schwierig, fassbare Referenzdaten für die Messbarkeit zu erhalten. Die Durchführung normierter Testverfahren (z. B. AAT, Huber 1983; SETK 3–5, Grimm 2001; etc.) zu Beginn und am Ende einer Therapie können das Therapieergebnis belegen. Im Fall einer Stimmtherapie kann es die wiederholte Stimmfeldmessung sein oder bei Redeflussstörungen die Messung mit dem FluencyMeter (Glück 2002).

Zusammengefasst zeigt Abbildung 5 das Ineinandergreifen von Struktur-, Prozess- und Ergebnisqualität. Die Qualitätsbereiche bauen aufeinander auf. Ohne Investition in die Strukturqualität kann keine Prozessqualität entwickelt werden. Die Ergebnisqualität ist das Resultat aller Wirkungsfaktoren im Therapieprozess. Diese werden in Kapitel 4.2 ausführlich erläutert.

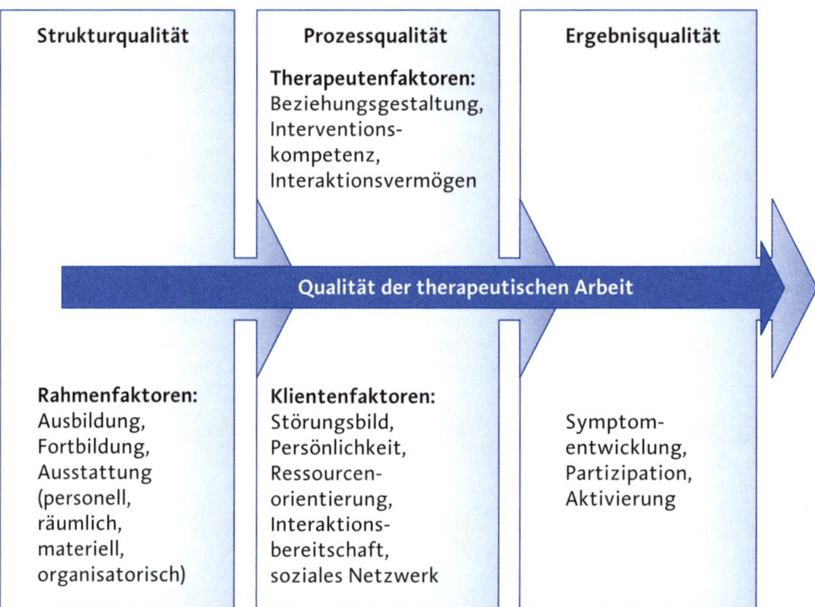

Abb. 6: Qualität der therapeutischen Arbeit

Qualität der therapeutischen Arbeit

Abbildung 6 veranschaulicht, dass sich die Qualität der therapeutischen Arbeit aus dem Zusammenspiel von Klienten- und Therapeutenfaktoren ergibt, die natürlich von den Rahmenbedingungen der Strukturqualität abhängig sind. So wirken die Rahmenfaktoren unmittelbar auf die Therapeutenfaktoren, da das therapeutische Arbeiten von Faktoren wie Raumgestaltung, Arbeitsmaterial und Qualifikation des Therapeuten abhängt. Die Beziehungsgestaltung zwischen Klient und Therapeut gelingt in einer angenehmen Raumatmosphäre leichter. Ein freundlicher und ruhiger Raum macht es für den Therapeuten einfacher, sich ganz auf den Klienten einzustellen, und der Klient wird sich in einer solchen Atmosphäre lieber auf den Therapieprozess einlassen. Die Interventionskompetenz hängt von den Grundlagen der Aus- und Weiterbildung ab und zeigt sich unmittelbar im Interaktionsgeschehen. Gleichzeitig ist die Wirksamkeit der therapeutischen Arbeit abhängig von den Klientenfaktoren, also von der Art und Schwere des Störungsbildes, von der Persönlichkeitsstruktur des Klienten, von den Ressourcen, die der Klient mitbringt, und von der Möglichkeit, diese zu nutzen. Die Selbstreflexion des Klienten, seine Bereitschaft zur Veränderung, die familiäre Unterstützung, die finanziellen Möglichkeiten sind nur einige Aspekte, die man unter dem Gesichtspunkt der Ressourcen nennen könnte. Außerdem spielen die Interaktionsbereitschaft und sein soziales Netzwerk eine nicht unwesentliche Rolle. Rahmen-, Therapeuten- und Klientenfaktoren wirken permanent auf die Qualität der therapeutischen Arbeit ein.

Der Erfolg der therapeutischen Arbeit zeigt sich schließlich auf der Ebene der Ergebnisqualität. Diese kann im Erreichen eines Teilziels am Ende einer Behandlungseinheit bestehen, im Erreichen der Ziele am Ende der gesamten Therapie oder letztendlich in der Transferkontrolle, wenn eine Störung auch nach Monaten nicht mehr auftritt.

1.3 Heilmittelrichtlinien

gesetzliche Krankenversicherung

Die Heilmittelrichtlinien sind eine verpflichtende Grundlage auf nationaler Ebene. Auf internationaler Ebene ist die Weltgesundheitsorganisation für Maßnahmen der öffentlichen Gesundheit zuständig. Maßnahmen der Qualitätssicherung sind ebenfalls nach internationalen Normen durchzuführen. Auf nationaler Ebene regelt das Gesundheitsministerium das deutsche Gesundheitssystem. Hier spielt die gesetzliche Krankenversicherung (GKV) eine wichtige Rolle, da sie 90% der Bevölkerung in Deutschland versorgt. Die gesetzliche Krankenversicherung hat als Solidargemeinschaft die Aufgabe, die Gesundheit der Versicherten zu erhalten, wiederherzustellen oder ihren Gesundheitszustand zu bessern (§ 1 SGB V). Um dieses Ziel zu erreichen, können Versicherte Sach- und Dienstleistungen erhalten (§ 2 SGB V).

Heilmittel zählen zu den Dienstleistungen. Sie werden von der gesetzlichen Krankenversicherung in der Regel nicht selbst erbracht, sondern von Dienstleistern, die als Heilmittelerbringer bzw. Leistungserbringer bezeichnet werden. Der Staat verpflichtet im Sozialgesetzbuch die GKV und die Ärzte durch die Heilmittelrichtlinien zu einer ausreichenden, zweckmäßigen und wirtschaftlichen Versorgung der Versicherten (§ 92 SGB V). Zum 1.7.2004 trat eine überarbeitete Fassung der Heilmittelrichtlinien in Kraft. Die gesetzliche Krankenversicherung und meist auch die privaten Krankenkassen nehmen diese Richtlinien als Basis ihrer Beurteilung (Heilmittelrichtlinien 2004):

> „Maßnahmen der Stimm-, Sprech- und Sprachtherapie sind in Abhängigkeit vom Störungsbild und der Belastbarkeit als 30-, 45- und 60-minütige Behandlung mit dem Patienten ein bis mehrmals wöchentlich verordnungsfähig. Sie können einzeln oder in Gruppen verordnet werden."

Verordnung von Sprachtherapie

Diese Maßnahmen werden in den Richtlinien als verordnungsfähige Heilmittel bezeichnet und der Erbringer (Therapeut) als Dienstleister. Erstverordnung einer Stimm-, Sprech- und oder Sprachtherapie bedeutet gemäß

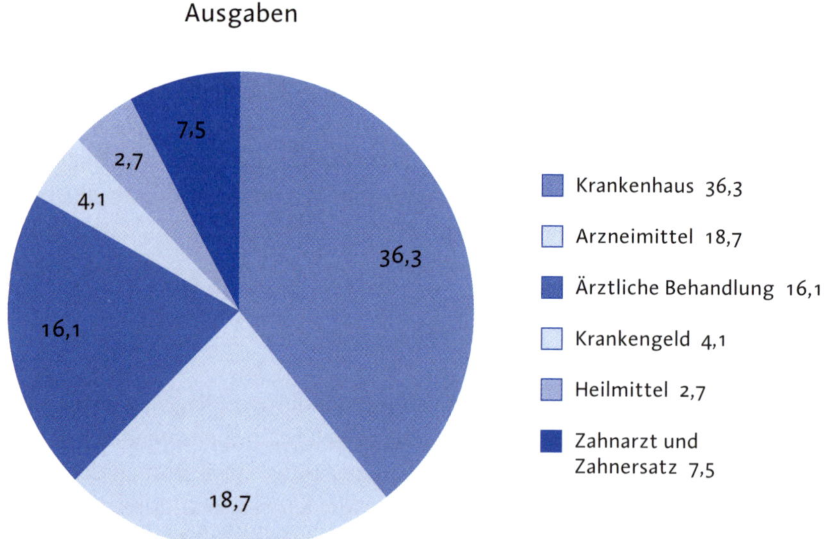

Abb. 7: GKV-Ausgaben von 138 Mrd. Euro im Jahr 2006 nach Leistungsbereichen (Bundesministerium für Gesundheit, WIdO 2007; aus Bode / Schröder / Waltersbacher 2008)

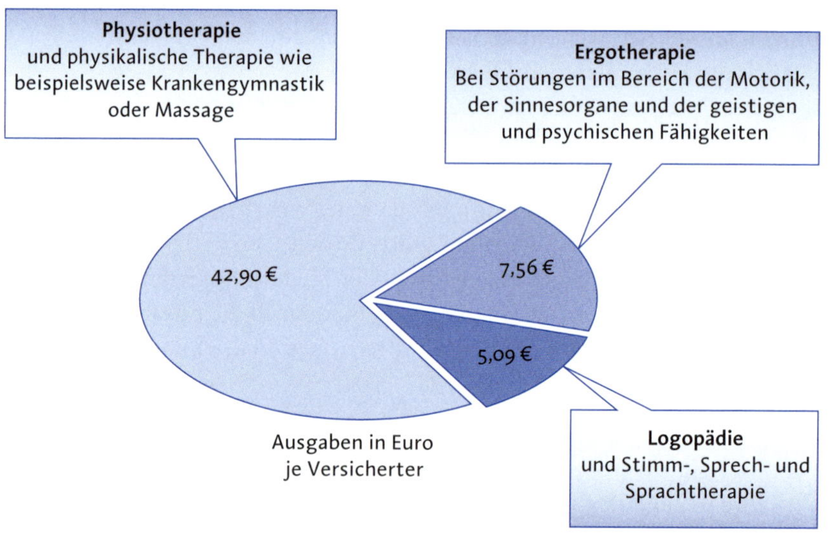

Abb. 8: Umsatz von 55,55 € je GKV-Versicherter für Heilmittel im Jahr 2006 nach Leistungsbereichen (GKV-Heilmittel-Informations-System, GKV-HIS, WIdO 2007; aus Bode / Schröder / Waltersbacher 2008)

diesen Richtlinien, dass ein Arzt eine Verordnung erstmals ausgestellt hat und die gesetzlichen Krankenkassen damit die Kosten der Behandlung tragen. Mit der Erstverordnung muss eine Eingangsdiagnostik vom Therapeuten erbracht werden. Im Bedarfsfall kann der überweisende Arzt eine Folgeverordnung ausstellen, wenn er dies für notwendig und sinnvoll hält. Darüber hinaus sprechen die Heilmittelrichtlinien vom „Nichterreichen des individuell angestrebten Therapiezieles", wenn eine Therapiefortsetzung notwendig ist. In diesem Fall schreiben sie eine weiterführende Diagnostik vor, die maßgebend ist für die notwendige Einleitung operativer, psychotherapeutischer oder rehabilitativer Maßnahmen oder für die mögliche Beendigung oder Fortsetzung einer Stimm-, Sprech- und / oder Sprachtherapie. Der Vertragsarzt entscheidet störungsbildabhängig, welche Maßnahmen der weiterführenden Diagnostik er durchführt bzw. veranlasst.

Grundsätzlich können nur Vertragsärzte der GKV Heilmittel verordnen. Sie legen damit fest, ob der Versicherte Heilmitteldienstleistungen auf Kosten seiner gesetzlichen Krankenkasse erhalten kann. Das Verordnungsverhalten der Vertragsärzte regelt somit die Kosten der Krankenkassen. Abbildung 7 zeigt den Anteil der Kosten der Heilmittel an den Gesamtkosten.

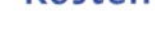
Kosten

Heilmittel sind mit 2,7 % der geringste Kostenanteil und setzen sich aus Leistungen der Physiotherapie, Ergotherapie und Sprachtherapie zusammen. Bezogen auf die Gesamtbevölkerung erhalten nur wenige Menschen eine sprachtherapeutische Behandlung.

Abbildung 8 verdeutlicht, dass sprachtherapeutische Kosten je GKV-Versicherter mit 5,09 € im Jahr 2006 deutlich geringer ausfielen als in den

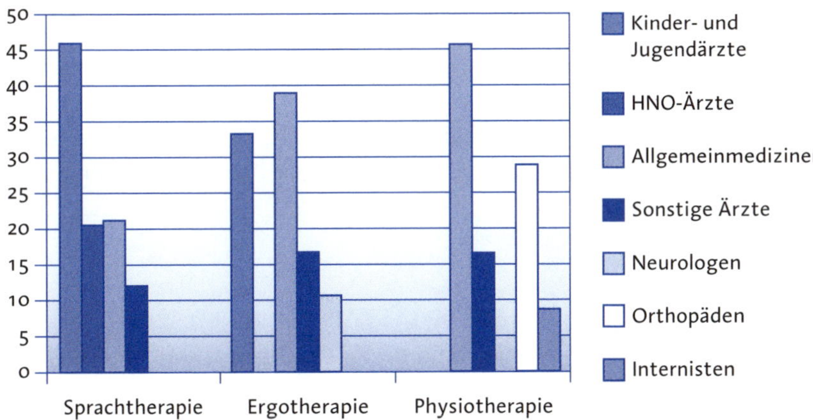

Abb. 9: AOK-Heilmittelverordnungen 2006 nach Facharztgruppen und Leistungsbereichen (AOK-Heilmittel-Informations-System, AOK-HIS, WIdO 2007; aus Bode / Schröder / Waltersbacher 2008)

Bereichen Ergotherapie mit 7,56 € und Physiotherapie mit 42,90 € (GKV-Heilmittel-Informations-System, GKV-HIS, WIdO 2007; aus Bode / Schröder / Waltersbacher 2008).

Die Verordnung eines Heilmittels wie Sprachtherapie liegt im Verantwortungsbereich des Facharztes. Aus Abbildung 9 gehen die Facharztgruppen hervor, die Sprachtherapie verordnen. An erster Stelle sind es die Kinder- und Jugendärzte. Dies lässt sich dadurch erklären, dass der Verordnungsgipfel im Alter zwischen sechs und neun Jahren liegt. Es folgen Allgemeinärzte und HNO-Ärzte, die deutlich weniger bei der Verordnung von Sprachtherapie ins Gewicht fallen.

1.4 International relevante Klassifikationssysteme

Systematik der Klassifikationssysteme

Neben den national geltenden Heilmittelrichtlinien haben internationale Klassifikationssysteme Einfluss auf die sprachtherapeutische Tätigkeit. Die Klassifikationssysteme ICD (International Statistical Classification of Diseases and Related Health Problems) und ICF (International Classification of Functioning, Disability and Health) ordnen Störungen, in diesem Fall Sprachstörungen, und Behandlungsansätze ein und lenken die Finanzierung. Die Heilmittelrichtlinien bilden die nationale Arbeitsgrundlage für die Finanzierung von Sprachtherapie. Sie stehen aber im Zusammenhang mit internationalen Klassifikationssystemen wie der ICD und ICF. Die Weltgesundheitsorganisation hat das System ICD geschaffen, das nun in seiner zehnten Revision Gültigkeit hat und für die deutsche Anpassung mit dem Zusatz GM (German Modification) versehen wird. Daraus ergibt sich die Abkürzung ICD-10-GM. Seit dem 01.01.2009 müssen medizinische Diagnosen im ambulanten und stationären Bereich nach den ICD-Klassifikationen verschlüsselt werden. Kapitel XVIII der ICD-10-GM fasst unter R 47–R 49 alle Symptome, die Sprache und Stimme betreffen, zusammen:

- Dysphagie: R13.0, R13.1, R13.9
- Autismus: F84.0, F84.1
- Poltern: F98.6,
- Stottern: F98.5
- Umschriebene entwicklungsbedingte Störungen des Sprechens und der Sprache: F80.0

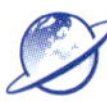

Alle ICD-10-GM-Klassifikationen sind im Internet unter *http://www.dimdi.de/static/de/klassi/diagnosen/icd10/htmlgm2009/index.htm* zu finden.

Tab. 3: Die Diagnose Dysphonie in den drei Systemen HMR, ICD-10-GM und ICF (nach Reßler 2008, 44–45)

HMR	ST2	Funktionell bedingte Stimmstörung	Funktionsstörung: Eingeschränkte stimmliche Belastbarkeit, gestörte Phonationsatmung
ICD-10-GM	R 49.0	**Störungen der Stimme**	
ICF	**Körperfunktion**	Kapitel 3: Stimm- und Sprechfunktion	b 310 Funktionen der Stimme
	Körperstrukturen	Kapitel 3: Strukturen, die an der Stimme und am Sprechen beteiligt sind	s 340 Struktur des Kehlkopfs
		Kapitel 8: bedeutende Lebensbereiche	Arbeit und Beschäftigung: d 845 eine Arbeit erhalten, behalten d 920 bezahlte Arbeit
		Kapitel 9: gemeinschaftliches, soziales und staatsbürgerliches Leben	d 910 Gemeinschaftsleben d 920 Erholung und Freizeit
	Umweltfaktoren	Kapitel 3: Unterstützung und Beziehungen	e 310 engster Familienkreis e 325 Bekannte, Peers, Kollegen, Nachbarn, Gemeindemitglieder
		Kapitel 4: Einstellungen	e 410 individuelle Einstellungen der Mitglieder des engsten Familienkreises e 425 individuelle Einstellungen von Bekannten, Seinesgleichen, Kollegen, Nachbarn
		Kapitel 5: Dienste, Systeme und Handlungsgrundsätze	e 580 Dienste, Systeme und Handlungsgrundsätze des Gesundheitswesens
	Personenbezogene Faktoren	Hierzu gehören der persönliche und soziale Hintergrund einer Person, der Charakter und ihre Bewältigungsstrategien im Umgang mit Einschränkungen. Personenbezogene Faktoren werden im ICF nicht klassifiziert.	

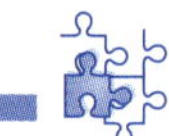

Lehrer, 45 Jahre, berufstätig, funktionelle Dysphonie: Im Sinne der Heilmittelrichtlinien gilt der Diagnoseschlüssel ST2 für eine nicht organische Erkrankung der Stimme mit der Leitsymptomatik gestörte Phonationsatmung und eingeschränkte stimmliche Belastbarkeit. Die Heilmittelrichtlinien sehen eine stimmtherapeutische Behandlung von maximal 20 Einheiten vor. Die ICD-10-GM bietet bei Störungen der Stimme verschiedene Kodierungen an, bei Dysphonie jedoch nur R 49.0. Die Systematik ICF zeigt weitere Ressourcen und Defizite eines Klienten auf, die für die Einschätzung des Therapieerfolgs von Bedeutung sein können. Eine wesentliche Rolle spielt, wie stimmbelastend der Beruf ist und welche Rückzugsmöglichkeiten das Schulsystem bei Heiserkeit bietet. Wie viel Zeit bleibt dem Lehrer, seine Stimme zu schonen? Wie bewusst ist sich der Lehrer über Fehlbelastungen der Körperstruktur Kehlkopf? Wie sehr leidet der passionierte Chorsänger unter dem verordneten Singverbot? Welche Rolle spielt, dass der Lehrer zu Hause zwei Kinder im Alter von zwei und fünf Jahren hat, die ihn neben seinen Schülern stimmlich ebenso fordern? Anhand dieser Fragen gemäß der Systematik ICF kann man ersehen, in welchem Zusammenhang das Defizit „Dysphonie" steht und welche Ressourcen und Risiken sich im speziellen Fall ergeben. Eine mögliche Ressource wäre, dass der Lehrer gerne singt und damit einen guten Zugang zur Stimme hat. Ein Risiko ist, dass er als Lehrer und als Vater wenige Möglichkeiten hat, seine Stimme tatsächlich zu schonen.

Aktivität und Partizipation des Klienten

Das System der internationalen Klassifikation der Funktionsfähigkeit, Behinderung und Gesundheit (ICF) erfasst neben den Komponenten Körperfunktionen und -strukturen die Komponenten Aktivität und Partizipation eines Klienten. Dieses System ist weniger defizitorientiert als das der ICD, denn es lässt Klassifikationen sowohl in Richtung Ressourcen als auch in Richtung Defizite zu. Außerdem beinhaltet es Umweltfaktoren, die auf einen Klienten Einfluss haben, und bezieht personenbezogene Faktoren mit ein. Damit kann man es als ein bio-psycho-soziales Modell bezeichnen. Im Sinne der ICF leisten die einzelnen Fachdisziplinen einen relativen Beitrag (Baumgartner 2008) zur Beschreibung, Erklärung und Veränderung sprachlicher Störungen. Reßler (2008) führt die drei Systeme HMR, ICD und ICF anhand der Diagnose Stimmstörung eines Lehrers in einer Tabelle (Tab. 3) zusammen.

Bedeutung der Klassifikationssysteme für die Therapie

Die drei beschriebenen Klassifikationssysteme haben sehr unterschiedliche Ursprünge und Hintergründe. Bei dem System der Heilmittelrichtlinien geht es um den Anspruch, den ein Klient im Gesundheitssystem durch die gesetzliche Krankenversicherung auf die Dienstleistung „Sprachtherapie" hat. Das System ICD-10-GM dient in erster Linie der internationalen

Verschlüsselung zum Zwecke der Kodierung von Erkrankungen. Eine Krankschreibung muss immer verschlüsselt werden. Die Operationalisierung der nationalen und internationalen Datenbanken ist nur über dieses System denkbar. Einen anderen Blickwinkel dagegen eröffnet das System ICF. Dieser ist gerade für die Sprachtherapie nicht neu. Ein umfassendes Herangehen an eine Störung mit der besonderen Beachtung der Person im Zusammenhang mit der Lebenswirklichkeit war schon immer der Leitgedanke im sprachtherapeutischen Handlungsspektrum. Dieses System erleichtert die interdisziplinäre Koordination zur bestmöglichen Förderung eines Klienten. Bedacht werden nicht nur Körperfunktion und Körperstruktur, sondern auch Aktivität und Teilhabe. Genau diese Bereiche müssen mehr ins Blickfeld von Diagnostik und Therapie fallen. Der diagnostische Prozess besteht nicht nur aus der Bestimmung einer Störung oder eines Syndroms, sondern auch aus der Beschreibung der Auswirkung einer Störung auf den Alltag des Klienten. Es gibt bisher nur wenige Messinstrumente für sprachliche Aktivität und Teilhabe, obwohl sie z. B. im Bereich der Aphasie sehr wichtig wären.

Das folgende Beispiel verdeutlicht, wie sehr sich der Blickwinkel durch die ICF-Fragestellungen weitet und dadurch den Bereichen Partizipation und Aktivierung von Anfang an Bedeutung beigemessen werden. Geglückte Aktivierung und Zunahme der Partizipation spielen nicht erst zum Zeitpunkt der Wiedereingliederung eines Klienten eine Rolle, sondern müssen von Anfang an im Therapiegeschehen bedacht werden.

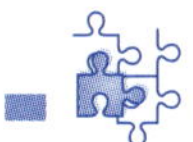

Aphasiker, männlich, 55 Jahre, Vertriebsleiter, verheiratet, zwei Kinder, Mediainfarkt links: Auf der Ebene der Körperstruktur zeigt sich der Mediainfarkt links mit dem Ziel, das Penumbra zu minimieren. Im Bereich der Körperfunktion auf die Sprache bezogen besteht eine komplette Sprachverständnisstörung, die es zu verbessern gilt. Im Bereich der Aktivität auf Sprache bezogen kann sich der Mann nicht mehr unterhalten, da das Sprachverständnis massiv eingeschränkt ist. Ein erstes Therapieziel könnte sein, dass er sehr einfache Ja / Nein-Fragen beantwortet. Im Bereich der Partizipation zeigen sich schwere Beeinträchtigungen, da er wegen der massiven Verständnisprobleme keine Beziehungen zu seiner Familie aufnehmen kann. Ein Ziel der Partizipation könnte sein, dass er in kleinen Bereichen wieder an Familienentscheidungen teilnehmen kann.

2 Sprachtherapeutischer Handlungsrahmen

2.1 Das therapeutische Selbstverständnis

Berufsgruppen

Das Aufgabengebiet des Sprachtherapeuten ist die optimale Versorgung der Menschen, die von Stimm-, Sprach-, Sprech-, Rede- oder Schluckstörungen betroffen sind. Diese Tätigkeit führen verschiedene Berufsgruppen aus, die unabhängig von der Ausbildung auf ein fundiertes Wissen zur Beurteilung der Symptomatologie, Diagnostik und Therapie dieser Störungen zurückgreifen müssen. Zu den Berufsgruppen, die Sprachtherapie als Heilmittel anbieten, zählen: Logopäden, akademische Sprachtherapeuten (Diplom, Magister, Bachelor, Master), Klinische Linguisten, Patholinguisten, Sprechwissenschaftler und Atem-, Sprech- und Stimmlehrer. Die Ausbildung erfolgt an Hochschulen oder Fachschulen. Die größte Berufsgruppe mit 10.000 Mitgliedern im Berufsverband sind die Logopäden, gefolgt von den akademischen Sprachtherapeuten mit 2640 Mitgliedern. Gemeinsam ist allen Ausbildungen, dass der Wissenserwerb interdisziplinär angelegt ist. Ein Sprachtherapeut braucht grundlegende medizinische, psychologische, pädagogische, linguistische, phonetische und kommunikationswissenschaftliche Kenntnisse.

Möglichkeiten und Grenzen der interdisziplinären Zusammenarbeit

Die Interdisziplinarität zeigt sich während der Ausbildung und später im täglichen Arbeiten. Während der Ausbildung geht es immer wieder um Wissenserweiterung und Grenzziehung. Ein Studium, das sich aus verschiedenen Disziplinen zusammensetzt, muss Grenzen erkennen lassen und Brücken bauen. Eine Grundkompetenz des Studiums sollte sein, sich immer wieder die Brücken in andere Bereiche zu öffnen, um Wissenslücken zu schließen. Das Erkennen der fachlichen Grenze ist jedoch genau so wichtig wie das lebenslange Bemühen um Wissenserweiterung. Für den Stimmtherapeuten sind die Erkenntnisse der Kraniosakraltherapie (Still 2006; Upledger / Vredevoogd 2003) wichtig. Dennoch wird er nicht im Handlungsfeld des Osteopathen arbeiten, da es hier an grundlegender Ausbildung fehlt.

Interdisziplinarität im Therapiegeschehen

Baumgartner (2008, 19) spricht von der „Disziplinen übergreifenden Akzeptanz eines bio-psycho-linguo-sozialen Rahmenmodells der Genese sprachlicher und kommunikativer Störungen".

Im Berufsalltag ist der regelmäßige Austausch mit anderen Fachdisziplinen grundlegend. Dies ermöglicht es, ein Problem aus verschiedenen Blickwinkeln zu beleuchten, um damit für den Klienten den bestmöglichen Therapieansatz zu finden.

Interdisziplinarität ist nicht allein das Kennzeichen der kollegialen Zusammenarbeit, sondern auch Charakteristikum der Therapeut-Klienten-Beziehung. Flexibilität ist gefordert, wenn ein schneller Wechsel von linguistischem Denken, psychologischem Einfühlungsvermögen und pädagogischem Förderansatz gefragt ist. Es braucht linguistische Fachkompetenz, um beurteilen zu können, auf welcher Entwicklungsstufe ein Kind eine morphologisch-syntaktische Verknüpfung herstellen muss. Diese Erkenntnis erleichtert es, den nächsten linguistischen Entwicklungsschritt auszuwählen. Dieser muss in ein pädagogisches Setting gebracht werden. Neuropsychologische Faktoren wie Aufmerksamkeitssteuerung und Merkspanne spielen ebenso eine Rolle und müssen bedacht werden. In der Elternanleitung sind psychologisches Vermittlungsvermögen und sprachliche Sensibilität nötig, um Eltern nicht mit Begriffen wie morphologische Markierung oder Aufmerksamkeitsspanne vom Wesentlichen abzulenken, sie zu verwirren und dadurch die Beziehung zu belasten (Grohnfeldt 1996b, 23 ff):

> „Der zugrunde liegende Therapiebegriff, die Zielsetzung und das Selbstverständnis des Therapeuten [erweisen sich] als vom Menschenbild abhängige, miteinander verbundene Variablen" [...] „Ein derartiges Selbstverständnis ist wertgeleitet und normativ. Es bezieht sich auf ethische Grundkategorien und persönliche Verantwortung des Therapeuten bei der Koordination verschiedener Hilfemaßnahmen zu einem sinnvollen Ganzen."

Entwicklungsorientierung

Im Zentrum des Handlungsfeldes eines Sprachtherapeuten stehen Menschen mit einer Beeinträchtigung ihrer kommunikativen Fähigkeiten. Entwicklung und Therapie sind dynamische Prozesse. Dies bedeutet, dass das therapeutische Handeln immer wieder veränderten Gegebenheiten anzupassen ist. Dabei müssen die Ressourcen und die Lebenswelt der Klienten und ihrer Angehörigen berücksichtigt und respektiert werden. So empfiehlt Baumgartner (2008, 179) dem Kindersprachtherapeuten:

> „Gehe von den Ressourcen aus, nicht von der Methode! Diagnostiziere die Ressourcen auf allen Feldern und bestimme dann die Ziele! Beobachte das spontane sprachliche Verhalten des Kindes in bedeutsamen Interaktionen."

Ein diagnostischer Prozess, der Entwicklungsmöglichkeiten sucht, unterscheidet sich wesentlich vom reinen Aufdecken der Störungen. Ein Berufsanfänger muss lernen, sich nicht von der offensichtlichen Störung ablenken zu lassen, sondern die Entwicklungsmöglichkeiten zu entdecken.

2.2 Die Grenzen der Intervention

Notwendigkeit des Therapieendes

Sprachtherapeutische Intervention sollte bedarfsgerecht und transparent sein. Dabei müssen die Bedürfnisse des Klienten geachtet und gleichzeitig die Grenzen der Intervention erkannt werden. Das Erkennen der Interventionsgrenze und die korrekte Weichenstellung sind unausweichlich. In den Leitlinien der Gesellschaft für Aphasieforschung und -behandlung (GAB) und der deutschen Gesellschaft für Neurotraumatologie und Klinische Neuropsychologie (DGNKN) wird davon ausgegangen, dass Sprachtherapie bei Aphasie und Dysarthrie nach einem längerfristigen Lernplateau nicht mehr sinnvoll ist. Im therapeutischen Alltag muss durch konsequente Verlaufsdiagnostik ein Lernplateau rechtzeitig erkannt werden. Angehörige leiden unter dem Zustand der anhaltenden Störung und zweifeln nicht selten an der Kompetenz des Sprachtherapeuten, da sich kein Erfolg einstellt. Mit der Übernahme einer weiteren Sprachtherapie trotz Lernplateau werden falsche Hoffnungen auf Besserung geschürt, die für Klient und Angehörigen die Akzeptanz der Grenzen der Therapie noch schwerer machen. Das Ende einer therapeutischen Maßnahme bedeutet, dass nach einem sinnvolleren Weg gesucht wird, wenn auf dem bisher gegangenen keine Erfolge mehr zu erzielen sind. Zur therapeutischen Kompetenz gehört es, diese Grenze zu erkennen, die eine Therapiefortsetzung nicht mehr ratsam erscheinen lassen. Der Therapeut muss abwägen, welche Wege neben der Therapie langfristig erfolgreicher sind.

Gründe für ein Therapieende:

- Erreichen des Therapieziels
- Klientenwunsch
- erschöpfte Verordnungsmöglichkeit
- Erkennen eines Lernplateaus

Dokumentation und Wirksamkeitsbeurteilung erfordern die Unterscheidung der Gründe für ein Therapieende. Nur so kann in der späteren Evaluation zwischen erfolgreicher, erfolgloser und abgebrochener Intervention unterschieden werden.

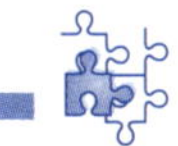

Familie Muster stellt ihren Sohn Toni, 2,2 Jahre, in der Praxis vor: Die Auswertung des Elternfragebogens ergibt, dass er ca. 45 Worte spricht. Die Quantität der Worte ist unzureichend, aber die Qualität beinhaltet Nomen, Funktionswörter und Verben. Damit ist die Kombinierbarkeit der Äußerungen möglich. In einer umfassenden Sprachdiagnostik stellt sich heraus, dass das Sprachverstehen von Toni unauffällig ist. Seine Aufmerksamkeitssteuerung ist gut. Die Videoanalyse zeigt, dass es im Mutter/Vater-Kind-Kontakt immer wieder zu triangulärem Blickkontakt kommt und das Spielverhalten altersentsprechend ist. Die Gesamtentwicklung und das Hörvermögen sind unauffällig. Familie Muster agiert sehr gut mit Toni. Sie unterstützen das Sprachlernen optimal. Die Zusammenfassung der Ergebnisse zeigt, dass es in diesem Fall ungerechtfertigt wäre, eine therapeutische Maßnahme einzuleiten, da alle Faktoren für eine gute Entwicklung sprechen. Eine Elternberatung und engmaschige Kontrollen werden angeraten.

Eine Therapiepause kann helfen, ein Lernplateau zu überwinden, da in der Pause ein Kind z. B. weitere Entwicklungsschritte macht und dadurch nach einigen Monaten therapeutische Schritte effektiver sind.

Therapienotwendigkeit

Zum Erkennen der Grenzen einer therapeutischen Maßnahme gehört ebenfalls, schon im Vorfeld zu entscheiden, ob der sprachtherapeutische Weg der einzig sinnvolle ist. Hier gilt es zu überlegen, welche Auswirkungen die Therapie hat und wo sie unnötig in die Entwicklung eingreift.

3 Diagnostik

Anmeldung Der diagnostische Prozess in der Sprachtherapie ist mehr als die Spezifizierung des Störungsbildes. Er setzt sich aus verschiedenen Teilschritten zusammen und beginnt mit einer Informationssammlung vor dem ersten Zusammentreffen mit dem Klienten. Um die Anfangsdiagnostik effektiv zu gestalten, ist es notwendig, zielorientiert Informationen zu sammeln und auszuwerten. Sprachtherapeutische Diagnostik erfordert teilweise Informationen, die bereits vor der Untersuchung angefordert werden müssen. In einer Klinik erfährt der Sprachtherapeut in der Regel während der Klientenvergabe, welche neuen Klienten zur Diagnostik vorgesehen sind. Alle notwendigen Voruntersuchungen – z. B. Sehtest, Hörtest, neuropsychologische Untersuchungen – sind im Idealfall abgeschlossen. Im Übergabegespräch mit den ärztlichen, therapeutischen und pflegerischen Kollegen können alle zielführenden Informationen gesammelt und sortiert werden. Viele qualitätsgesicherte Kliniken haben zu diesem Zweck spezifische Übergabeformulare entwickelt, um die wesentlichen Informationen effektiv zu

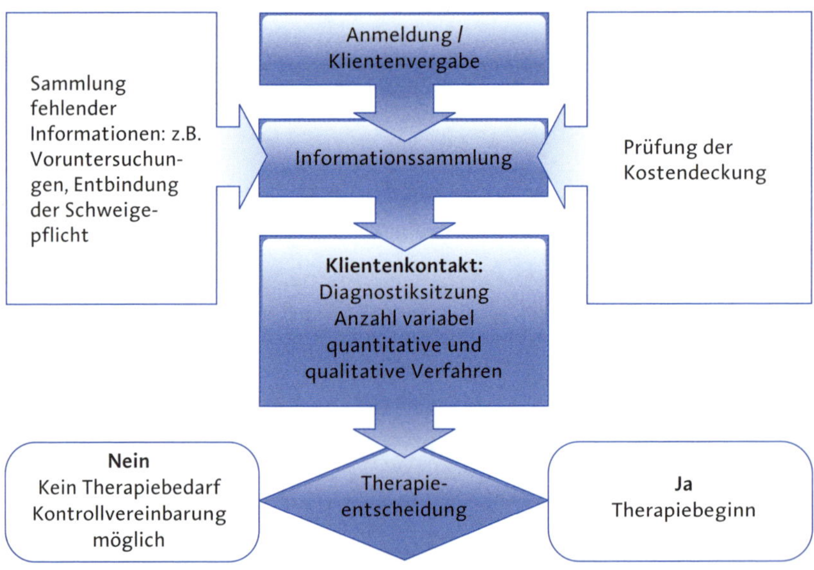

Abb. 10: Flussdiagramm Diagnostikplanung

beschaffen. Im hektischen Behandlungsalltag sichern diese Anleitungen, dass die notwendigen Daten komplett eingeholt werden. Neben Formularen, die strukturiert und für eine Klinik oder Praxis standardisiert Informationen sammeln, gibt es Flussdiagramme (Abb. 10), die helfen, Arbeitsschritte zu lenken und Überschneidungen mit an der Behandlung beteiligten Kollegen zu vermeiden. Das Flussdiagramm in Abbildung 10 zeigt die wesentlichen Schritte von der Anmeldung über die Informationssammlung, die Untersuchung bis hin zur Therapieentscheidung.

In der sprachtherapeutischen Praxis melden sich Klienten selbst an oder werden durch Angehörige oder Ärzte vorgestellt. Ein standardisiertes Anmeldegespräch macht diesen Vorgang effektiver (Abb. 11). In diesem Gespräch wird überprüft, welche Untersuchungen oder Akten noch fehlen. Klient oder Angehöriger können die Zeit bis zum Diagnostiktermin nutzen, um diese fehlende Unterlagen einzuholen. Notwendige Daten wie neurologische Untersuchungen, Stroboskopie und Hörtest werden vor dem ersten Termin eingefordert.

Finanzierung

Vor Behandlungsbeginn wird die Frage der Kostendeckung geklärt. Ob Krankenhausmanagement oder Praxisverwaltung – ohne Sicherung der

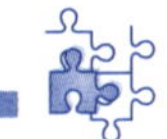

Max Muster, 7,2 Jahre, Sprachentwicklungsstörung: Im Anmeldegespräch erklärt Frau Muster, dass sie nach einem Umzug die Sprachtherapie ihres Kindes fortsetzen möchte. Sie muss vorab mit dem überweisenden Arzt sprechen. Im Gespräch stellt sich heraus, dass die für die Verordnung einer Sprachtherapie notwendigen ärztlichen Untersuchungen gerade gemacht bzw. aktualisiert werden. So liegt der letzte Hörtest von Max schon zwölf Monate zurück. In der Zwischenzeit wird Frau Muster die Therapieberichte der früheren Sprachtherapeutin anfordern. Die neue Therapeutin erhält dadurch zeitnah einen Einblick in den bisherigen Therapieverlauf und die durchgeführte Diagnostik. Dies erspart Doppeluntersuchungen. Die Übergabe von personenbezogenen Daten wie Berichten erfordert immer eine Entbindung der therapeutischen Schweigepflicht. Ein Therapeut kann sich ohne Zustimmung des Klienten oder seiner Angehörigen weder schriftlich noch mündlich über einen Klienten informieren. Max hat laut Angaben der Mutter eine schwere Sprachentwicklungsstörung und ist seit einem Jahr zusätzlich in psychologischer Behandlung. Ein kurzer Austausch mit dem behandelnden Psychologen wird von der künftigen Therapeutin erbeten. Mit der Mutter werden die möglichen Therapiezeiten besprochen, die sich mit der Psychotherapie und dem Fußballtraining nicht überschneiden. Therapiezeiten sollten, wie in diesem Beispiel, einem Kind, das durch viele Termine sicher belastet ist, nicht Ausgleichmöglichkeiten wie Fußballspielen nehmen. Dies würde die Motivation für die neue Therapie von Anfang an beeinträchtigen und die notwendige psycho-physische Entlastung mindern. Die Mutter berichtet, dass vor kurzem eine Entwicklungsdiagnostik durchgeführt wurde. Sie wird gebeten, diese Unterlagen zum Erstgespräch mitzubringen.

Name: **Vorname:**	**Geburtsdatum:** **Anmeldedatum:**
Anschrift:	Tel.: Mobil: E-Mail:
Versicherung:	Überweisender Arzt:
Grund der Vorstellung:	Kostenübernahme durch:
Folgende Untersuchungen sind noch nicht abgeschlossen: Folgende Befunde werden noch angefordert:	Hörtest am: Neurologische Untersuchung am: Entwicklungsdiagnostik am:
Weitere aktuelle Behandlungen:	Mögliche Sprachtherapiezeiten:
Tage dieser Behandlungen:	Entbindung der Schweigepflicht:

Abb. 11: Anmeldung zur Sprachtherapie

Kosten kann keine Therapie erfolgen. Es ist notwendig, die Finanzierungsdeckung reibungslos und zügig zu gestalten, damit die Therapie zeitnah beginnen kann. Die Genehmigung einer Therapie ist letztendlich von der Diagnosestellung und deren Dokumentation abhängig. Verordnender Arzt und Sprachtherapeut begründen durch die Diagnosestellung die Notwendigkeit einer Maßnahme. Je enger die verschiedenen Spezialisten zusammenarbeiten und ihre Informationen austauschen, umso besser und kostensparender kann gearbeitet werden. Doppelte Untersuchungen belasten den Klienten, kosten Zeit und Geld. Untersuchungen, die auf zu wenig Vorinformation zurückgreifen, sind nicht sinnvoll und damit nicht aussagekräftig. Eine Sprachverständnisüberprüfung ohne das aktuelle Ergebnis der Hörüberprüfung hat keine Aussagekraft.

Informationsfluss

Vor dem ersten Treffen mit dem Klienten beginnt ein Informationsfluss, der medizinische, finanzielle und soziale Aspekte klärt, um eine optimale, zeitnahe und bedarfsgerechte Therapie zu ermöglichen. Hierbei geht es um:

- Umfang und Rahmen der bedarfsgerechten diagnostischen Abklärung: Welche Untersuchungen sind notwendig oder überflüssig, welche fehlen und müssen vorab erfolgen?
- Kostendeckung der therapeutischen Maßnahme: Sind alle Anträge, Voruntersuchungen, Gutachten erfolgt?
- zeitliche und räumliche Therapiemöglichkeiten: Welche Zeiten sind für einen Klienten möglich, welche Wege muss er in Kauf nehmen?

3.1 Anfangsdiagnostik

Kontaktaufnahme

Der Erstkontakt mit dem Klienten kann sich sehr unterschiedlich gestalten und hat sowohl den Charakter eines therapeutischen Gesprächs (Katz-Bernstein 1992; Mutzeck 1997; Ritterfeld 2003) als auch eines diagnostischen Vorgehens. Ein Klient mit Redefluss- oder Hörstörung oder Eltern eines sprachentwicklungsauffälligen Kindes kommen mit Wünschen und Ängsten zum ersten Termin. Egal, ob dieser erste Termin in einer Klinik oder Praxis stattfindet, er ist mit Anspannung verbunden. Aus diesem Grund gestaltet der Therapeut das therapeutische Setting so, dass Ängste genommen werden können und eine entspannte Arbeitshaltung entsteht. Die Situation sollte gekennzeichnet sein durch das Zur-Verfügung-Stellen von Informationen und Fachwissen, durch die Akzeptanz und Wertschätzung des Klienten, die Anerkennung der Selbstbestimmung sowie gleichzeitige Ressourcenorientierung und Empowerment (Katz-Bernstein 2007).

Gestaltung der Anfangsdiagnostik

Die Anfangsdiagnostik erfolgt in Form eines gelenkten Gesprächs, bei dem der Therapeut versucht, durch das vorbereitete Untersuchungsinventar und die Fragestellungen möglichst effektiv die notwendigen Informationen zu sammeln. Gleichzeitig sollten dabei die Grundlagen des therapeutischen Gesprächs berücksichtigt werden. Der Beziehungsaufbau durch Empathie, Akzeptanz und Wertschätzung ist ein wichtiger Faktor für ein erfolgreiches Gespräch. Der Klient – ob Kind oder Erwachsener – sollte durch das Setting möglichst entspannt kommunizieren können, obwohl jede neue Kommunikationssituation, noch dazu eine Untersuchungssituation, einen erhöhten Erregungszustand hervorruft. Das hat zur Folge, dass bestimmte Ergebnisse in der ersten Sitzung eventuell schlechter ausfallen als später in schon vertrauter Umgebung.

Zeitmanagement

Ein Anamnesefragebogen hilft dem Therapeuten, die wichtigsten Fragen zu stellen, und erleichtert gleichzeitig die Dokumentation. Anschließend erfolgt die eigentliche standardisierte und / oder normierte Diagnostik. Gemäß den Verpflichtungen zur Qualitätssicherung hat jede Klinik, Praxis oder Einrichtung einen eigenen Standard entwickelt, der bestimmt, was minimal und was maximal beim ersten Termin erreicht werden soll.

Gerade für Berufsanfänger ist die Frage des Zeitmanagements wichtig. Leitfäden für Handlungsabläufe helfen, die zur Verfügung gestellte Zeit optimal zu gestalten.

Praxisabläufe und Krankenkassenbestimmungen machen Zeitvorgaben notwendig, wie schnell Informationen erstellt werden müssen. Gerade in Krankenhäusern wurden in den letzten zehn Jahren alle Arbeitsabläufe gemessen und in einen exakten zeitlichen Rahmen gestellt. Im Behandlungsalltag ergeben sich feste Zeitfenster für Diagnostik und Therapie. Es ist keine Entscheidung zwischen Quantität und Qualität, denn jeder Therapeut könnte, wenn es keine Vorgaben gäbe, natürlich mehr Zeit für eine intensivere und umfassendere Diagnostik verwenden. Es ist eine Frage von Kosten und Nutzen bei begrenzten finanziellen Möglichkeiten.

Datenerhebung

In der Anfangsdiagnostik versucht der Sprachtherapeut in der vorgeschriebenen Zeit ausreichende Daten zu erheben. Erprobte Handlungsabläufe und Strukturierungshilfen erleichtern das Zeitmanagement. Dadurch kann der Therapeut schneller die Gesamtsituation einschätzen und weiß, was in einer Zeiteinheit zu erreichen ist, ohne den Klienten durch überzogene Forderungen in Stress zu versetzen. Gerade für Klienten mit Kommunikationsstörungen ist es oft schwer, sich mitzuteilen. Sie brauchen mehr Zeit und Hilfestellungen. Eine Diagnostiksituation kann sie überfordern, da ihnen möglicherweise unklar ist, was genau von ihnen erwartet wird. So wird sich der 60-jährige Aphasiker natürlich überprüft vorkommen, wenn er den Token Test bewerkstelligen soll, und der Mann mit Dysphonie, der Sätze lesen soll, wird sich fragen, was das mit dem Druckgefühl im Hals zu tun hat.

Definition

Diagnostik kommt aus dem Griechischen und bedeutet Durchforschung im Sinne von Unterscheiden, Entscheiden, Erkennen und Urteilen.

Diagnostische Datensammlung und Bewertung

Die Bedeutung des griechischen Wortes macht die Herausforderung der diagnostischen Datensammlung deutlich. Im diagnostischen Prozess werden die gewonnenen Erkenntnisse beurteilt und bewertet, um ein solides Therapieprofil zu erstellen, das eine sinnvolle Therapieplanung ermöglicht. Folgende Fragen sind wesentlich:

- Welche Informationen fehlen?
- Welche Informationen wurden an anderer Stelle bereits erhoben?
- Welche Untersuchungen müssen noch erfolgen?
- Welche Untersuchungen bringen keine weiteren Erkenntnisse für die Fragestellung?

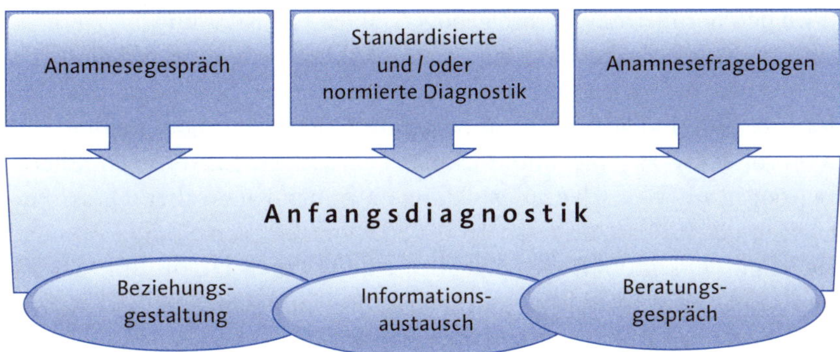

Abb. 12: Komponenten der Anfangsdiagnostik

Zielgerichtete Entscheidungspfade unterstützen den diagnostischen Prozess. Die Bewertung der gewonnenen Erkenntnisse sowie die Entscheidung, ob alle wesentlichen Informationen eingeholt wurden, sind wesentliche Aufgaben in diesem Prozess. Hier muss vor übereilten Bewertungen gewarnt werden, da sie einen falschen oder zumindest nicht zielführenden Therapieweg eröffnen können.

Die Anfangsdiagnostik, wie sie in Abbildung 12 zu sehen ist, setzt sich im Normalfall aus einem therapeutischen Anamnesegespräch und einer standardisierten Diagnostik zusammen und verläuft über eine oder mehrere Sitzungen.

Im Anamnesegespräch, einem gelenkten Gespräch, werden alle notwendigen Informationen anhand einer standardisierten Vorlage erfragt. In manchen Fällen ist es sinnvoll, dem Klienten schon vor dem Ersttermin einen Fragebogen zu geben, damit er sich auf die Thematik vorbereiten kann. Die Datensammlung wird z. B. durch einen publizierten Fragebogen und / oder einen internen Fragebogen und die eigentlichen diagnostischen Erhebungen (normierte Testverfahren) unterstützt.

Klientenbefragung

Neben veröffentlichten Klientenfragebögen verwenden Praxen oder Kliniken standardisierte interne Aufnahmefragebögen. Diese Formulare geben Aufschluss über den bisherigen Verlauf einer Störung oder einer Entwicklung. Im internen Bereich des Fragebogens werden auch die wichtigsten Personendaten erfragt.

Im Bereich der frühen Sprachtherapie gibt es bewährte Elternfragebögen, die den kindlichen Spracherwerb in den ersten Lebensjahren besser einzuschätzen helfen. Eltern können diesen Fragebogen zum Spracherwerb zu Hause ausfüllen, wenn ihnen dieser vor dem vereinbarten Termin zugeschickt wird.

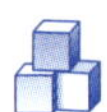

Zu den normierten Elternfragebögen zählen ELFRA 1 und 2 (Elternfragebögen für die Früherkennung von Risikokindern; Grimm / Doil 2000). Sie können von den Eltern im ersten und zweiten Lebensjahr des Kindes ausgefüllt und zusätzlich zur Sprachdiagnostik verwendet werden. Der 2006 von Kiese-Himmel und Bockmann entwickelte ELAN ist ein Elternfragebogen zur Wortschatzentwicklung im frühen Kindesalter. Dieser Fragebogen gilt für das Alter von 16 bis 26 Monaten. Von Suchodoletz und Sachse gibt es seit 2008 die Sprachbeurteilung durch Eltern (SBE-2-KT), die als Kurztest für die U7 vorgesehen ist. 2009 bringt Szagun den FRAKIS (Fragebogen zur frühkindlichen Sprachentwicklung) heraus.

Im Bereich der Redeflussstörungen gibt es einen Elternfragebogen von Sandrieser und Schneider (2001), der mit einem Anamnesebogen zu kombinieren ist. Das Overall Assessment of the Speaker's Experience of Stuttering (OASES) (Yaruss / Quesal 2006) ist ein Assessment mit 100 Fragen, das 2009 in einer deutschen Version erprobt wird.

Im Bereich Dysphonie kann man den normierten Belastungsfragebogen Voice Handicap Index (VHI, Nawka et al. 2003) mit einem praxisinternen Anamnesebogen kombinieren (Abb. 13).

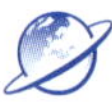

Die Deutsche Gesellschaft für Phoniatrie und Pädaudiologie e. V. (DGPP) bietet auf ihrer Website eine deutsche Fassung des Voice Handicap Index zum Herunterladen an: *http://www.phoniatrie-paedaudiologie.com/Informationen/Stimmstoerungen_VHI/assets/vhi-dt.pdf*

Ein Klient mit Stimmstörung sollte zeitlich früher zum Ersttermin einbestellt werden, damit er den Anamnesebogen zur Entwicklung der Stimmstörung und den Belastungsfragebogen (VHI) zu den Auswirkungen der Stimmstörung im Alltag schon im Wartezimmer ausfüllen kann. Für den Bereich der Stimmtherapie ist der Voice Handicap Index ein valides Instrumentarium, um die Selbsteinschätzung des Klienten mit normierten Daten zu vergleichen und dadurch zu bewerten. Im Sinne des ICF-Systems erhält der Therapeut wesentliche Informationen, inwieweit sich der Klient durch die Störung im Bereich der Aktivität und Partizipation eingeschränkt fühlt.

Die Anfangsdiagnostik zielt darauf ab, die Beziehung zum Klienten und den Angehörigen optimal aufzubauen, die wesentlichen Informationen zu sammeln und gleichzeitig ein diagnostisches Verfahren einzuleiten, aus dem sich ein Therapieprofil ableiten lässt, um damit den Therapieplan zu erstellen.

Klientenfragebogen	Stimmbefund vom:	
Name:	Vorname:	geb.:
Überweisender Arzt:	Diagnose auf dem Rezept:	Schweigepflichtentbindung für:
Sonstige med. Befunde:	Allergien:	Asthma:
Refluxstörung:	Bandscheibenvorfälle:	Hörprobleme:
Bruxismus:	Medikationen:	Sport:
Hobbys:	Beruf:	Sonstige Behandlungen:
Beschreibung der Eigenwahrnehmung des Klienten:		
Grund der Vorstellung:	Beschreibung des Stimmklangs: heiser: gepresst: dünn: brüchig: oder:	Stimmklangveränderung: Ja/Nein seit: plötzlich: allgemein: nach Erkältung: nach Überanstrengung:
Empfindungen: Druckgefühl: Schmerzen: Kloßgefühl:	Trockenheitsempfindungen: Räusperzwang: Wegbleiben der Stimme:	Atemnot: Kurzatmigkeit: Schnappen:
Allgemeine Beschwerden: Bewegungseinschränkungen: Haltungsbeschwerden: Atembeschwerden:	Stimmbeschwerden: im Beruf: bei Stress: bei Lautstärke: unter Zeitdruck:	Bisherige Therapieerfahrungen: Psychotherapie: Körpertherapie: Stimmtherapie:
Therapieziel: Maximal: Minimal:		Übungszeit zu Hause:

Abb. 13: Praxisinterner Anamnesebogen: Stimmstörung

3.2 Diagnostisches Vorgehen

Diagnostische Verfahren

Sprachtherapeutische Diagnostik beinhaltet verschiedene Verfahren, z. B. Befragung (mündlich und schriftlich), Beobachtung, standardisierte und/oder normierte Diagnostik und Assessments.

Befragung

Gemäß der Aufteilung von Beushausen (2007) versteht man unter Befragung sowohl das freie Gespräch als auch die standardisierte und/oder normierte Befragung, z. B. in Elternfragebögen oder im Voice Handicap Index (Nawka et al. 2003).

Beobachtungsverfahren dienen der qualitativen Beurteilung von Verhalten. Diese können, müssen aber nicht standardisiert sein und dienen als Strukturierungshilfe im Beobachtungsprozess der Interaktion von Mutter/Vater und Kind. Zollinger (2007, 203) hat hierfür ein Entwicklungsprofil entworfen, um das komplexe Verhalten von kleinen Kindern differenzierter zu beobachten und validere Aussagen zu Entwicklungsauffälligkeiten machen zu können. Genauso gibt es einen Kriterienkatalog der Spielentwicklung, anhand dessen ein Therapeut beobachten kann, in welcher Phase der Spielentwicklung sich ein Kind befindet. Daraus kann er wiederum mögliche Rückschlüsse auf die Gesamtentwicklung und die Sprachentwicklung ziehen.

Screening

Ein Screeningverfahren ist eine kurze erste Orientierung. Das Screening SSV (Grimm et al. 2003) ist eine Kurzversion des SETK 3-5, das Kinderärzten bei der Einschätzung hilft, ob ein Kind das Risiko einer Sprachentwicklungsstörung aufweist und daher differenzierter untersucht werden muss. Der Kinderarzt kann dieses Screening in zehn Minuten durchführen und bei einem Risikowert eine normiert-standardisierte sprachtherapeutische Abklärung verordnen.

Das SLS ist eine Sceening-Liste für Stotterer von Riley (2000), überarbeitet von Sandrieser (Sandrieser / Schneider 2001). Ein Screeningverfahren kann einen Verdacht erhärten, um danach differenzierter mit normierten Testverfahren zu untersuchen.

Definition

Unter **Assessment** wird die Feststellung des Hilfebedarfs und das Aufdecken der Ressourcen eines Klienten verstanden.

2007 wurde ein logopädisches Assessment (Voigt-Radloff et al. 2007) für erwachsene Klienten entwickelt. Es soll der Verbesserung der täglichen Dokumentation sowie der Diagnostik dienen und umfasst die Bereiche sensomotorische Funktionskreise, Sprache, Sprechen, Verständigung, Schluckfunktion und Nahrungsaufnahme. Kennzeichnend für dieses Assessment ist, dass es durch seine Struktur die ICF-Kriterien beachtet und eine ICF-Kodierung ermöglicht.

Normierte Verfahren

Für die meisten Bereiche der Sprachtherapie gibt es standardisierte und normierte Verfahren. Standardisierte Testverfahren sind so gestaltet, dass Durchführung, Auswertung und Beurteilung der Ergebnisse durch verschiedene Personen zu gleichen Ergebnissen führen. Normierte Testverfahren wurden an einer größeren Stichprobe überprüft. Daraus ergeben sich die Normdaten eines Testverfahrens, das z. B. den Sprachentwicklungsstand eines 3,6-Jährigen mit seiner Altersgruppe vergleicht. Im Bereich der Sprachentwicklungsstörungen oder im Bereich der zentralen Sprachstörungen gibt es seit Jahrzehnten standardisierte, normierte Verfahren. Der AAT

(Aachener Aphasie Test, Huber et al. 1983) basiert auf einer Stichprobe von Personen zwischen 21 und 70 Jahren. Dieses Verfahren hat seine deutliche Grenze in der Anwendung in der Akutphase einer Aphasie (Beushausen 2007). Außerdem ist es für Klienten mit Sehstörungen nicht geeignet.

Weitere standardisierte und normierte Testverfahren sind die Sprachentwicklungstests SETK-2 (Grimm et. al. 2000) und SETK 3-5 (Grimm et al. 2001). Der SETK-2 ist für Kinder zwischen 2,0 und 2,11 Jahre normiert; die Stichprobe hatte eine Größe von 283 Kindern, die zu 90 % aus der Region Bielefeld kamen. Der große Vorteil dieses Testverfahrens ist, dass es damit erstmals für den deutschen Raum ein normiertes Verfahren für zweijährige Kinder gibt. Ein normiertes Ergebnis alleine gibt dem Therapeuten auf der qualitativen Ebene jedoch keine ausreichenden Anhaltspunkte für die Profilbildung der Therapie.

Die patholinguistische Diagnostik bei Sprachentwicklungsstörungen (Kauschke / Siegmüller 2002) bietet ebenfalls ein normiertes und standardisiertes Vorgehen an. Es hat den Vorteil, dass es durch den linguistischen Aufbau mehr Inhalte überprüft, die unmittelbar zu einem Therapieziel führen.

Diagnostik hat den Zweck der Erhebung und Aufbereitung von Informationen, um therapeutische Maßnahmen einzuleiten. Zu unterscheiden ist die Selektions- von der Förderdiagnostik (Grohnfeldt 2007).

Selektionsdiagnostik

In normierten, quantitativen Verfahren wird im Sinne der Selektionsdiagnostik erfasst, wie groß die Abweichung von der Normgruppe und damit das Ausmaß der Störung ist (Abb. 14). Durch den Vergleich mit der Altersnorm zeigt sich z. B. das Ausmaß eines Entwicklungsdefizits. Hier sollte man beachten, dass die Stichprobe der Normierung eines Testverfahrens groß genug ist, d. h. ob die Normierung an 100 oder 500 Probanden stattfand. Für die Feststellung des Therapiebedarfs ist der Vergleich mit der Normgruppe wesentlich. Diese objektive Ermittlung des Therapiebedarfs ist häufig das entscheidende Kriterium, eine Kostenübernahme durch die Kostenträger zu erwirken.

Definition

Prozessdiagnostik beschreibt im Sinne der Förderdiagnostik ein kontinuierliches diagnostisches Vorgehen, das sich nicht auf einen festen Testzeitpunkt beschränkt. Aus einer dynamischen Sichtweise wird ein Klient in seinen Möglichkeiten und Grenzen im gesamten Behandlungsprozess gesehen. Qualitative und quantitative Diagnostik schaffen die Grundlagen zur Festlegung des Therapieprofils. Hieraus werden die Therapieinhalte und Therapieschritte festgelegt. Dabei spielen die intrapersonellen Stärken und Schwächen des Klienten genauso eine Rolle wie die sprachspezifischen.

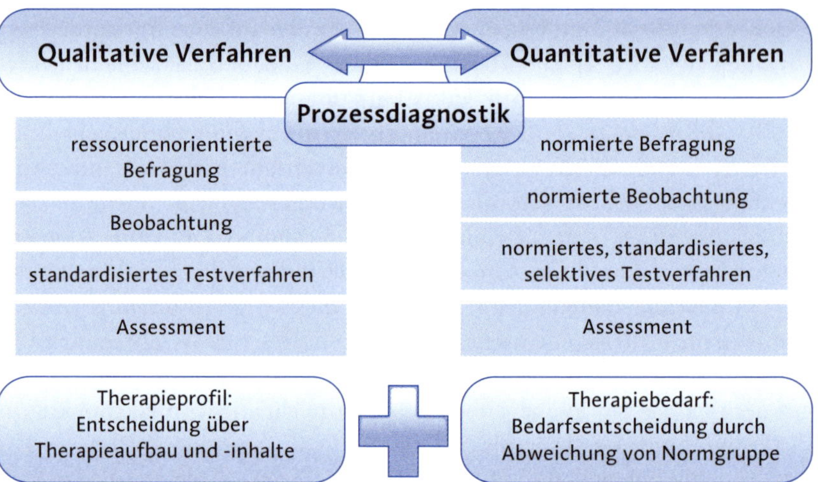

Abb. 14: Einordnung der Diagnostikverfahren

Beurteilungsbogen Stottern		
Offene Symptome	Verdeckte Symptome	Begleitsymptomatik
Kernsymptome: Laut- und Silbenwiederholungen (Repetitionen, Iterationen, Lautdehnungen, Prolongationen, stumme Pausen, Blockierungen) ohne prosodische oder rhetorische Funktion	Versuch, die Symptomatik zu überwinden: krampfartige Pressversuche	Starkes Störungsbewusstsein, Leidensdruck
Symptomübergänge: Lautdehnung geht in Wiederholung über	Mimische Mitbewegungen	Veränderte Situationswahrnehmung
Schwa-Einfügungen	Grobmotorische Mitbewegungen	Kontrollverlust, starker Rededrang bei auftretenden Symptomen
Flickwörter und -phrasen	Vegetative, angstkorrelierte Symptome (Schwitzen, Erröten)	Bewusste Gestaltung des Sprechens: Sprechhilfen
Redeabbruch und Neustart	Fehlender Blickkontakt	
Auffällige Phonationsatmung		
Auffällige Phonation		

Abb. 15: Beurteilungsbogen Stottern (nach Baumgartner/Glück 2006, 421)

Dieses ressourcenorientierte Vorgehen ist die Voraussetzung für die Entwicklung eines Therapieprofils. Ein qualitatives Vorgehen im Bereich einer Sprachentwicklungsdiagnostik (Abb. 14) orientiert sich daran, welche Entwicklungsschritte ein Kind bereits durchlaufen hat und welche es erst noch bewältigen muss. Im Prozess der Diagnostik wird diese Bestandsaufnahme wiederholt, um die Entwicklung differenziert aufzuzeigen.

Kombination qualitativer und quantitativer Verfahren

Im Rahmen der sprachtherapeutischen Diagnostik mit Absteckung der Möglichkeiten und Grenzen sei nochmals die Einbettung in das System der ICF-Kriterien betont. Dies verdeutlicht Rapp (2007) am Beispiel der Diagnostik bei Stottern. Nicht die Stotterrate alleine zählt. Die gesteigerte Sprechflüssigkeit, das Reststottern, die Kommunikationskompetenz, die Einstellung und das Verhalten des Klienten spielen für den diagnostischen Prozess eine wesentliche Rolle. Nur so kann die Störung Stottern umfassend eingeordnet und ein individualisiertes Therapieprofil erstellt werden. Die Stotterrate (FluencyMeter, Glück 2002) kann als quantitatives Kriterium herangezogen werden, das der Objektivierbarkeit der Störung dient und im Sinne der Evaluation eine Messbarkeit des Therapieerfolgs erlaubt. Genauso müssen aber alle erwähnten qualitativen Parameter betrachtet werden. Glück und Baumgartner (2006) nennen offene und verdeckte Symptome des Stotterns und deren Begleitsymptomatik, die in einer qualitativen Diagnostik aufzudecken sind (Abb. 15).

Das Beispiel einer Stimmstörung auf S. 48 veranschaulicht, dass neben dem Symptom Heiserkeit der Klient umfassend zu betrachten ist. Die Lebensqualität, die Auswirkung der Störung auf das berufliche wie private Umfeld und die Aufdeckung der Ressourcen sind für den therapeutischen Erfolg von großer Bedeutung.

Stotterdiagnostik wie Stimmdiagnostik enthalten quantitative und qualitative Untersuchungsanteile. Als objektive Methode gelten die Stimmfeldmessung und das Göttinger Heiserkeitsdiagramm (Fröhlich et al. 1998). Hier wird die Stimmgüte am Symptom Heiserkeit quantitativ festgelegt. Dies begründet unter anderem den Therapiebedarf, ist aber für das Therapieprofil nicht ausreichend. Der VHI (Voice Handicap Index) ist ein normiertes Verfahren, das Aussagen zu den Belastungen durch die Störung macht. Im Bereich einer Stimmdiagnostik spielt eine gute Wahrnehmungsfähigkeit des Klienten eine wesentliche Rolle für den Therapieerfolg. Diese kann nur im Sinne einer Prozessdiagnostik im Gespräch und in der Beobachtung beurteilt werden. Die Inhalte der Therapie begründen sich aus quantitativen und qualitativen Untersuchungsergebnissen im prozesshaften Verlauf.

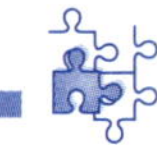

Mann, 56 Jahre, Versicherungskaufmann:
Stimmbefund:

- eingeschränkte Eigenwahrnehmung
- auffällige Tonusregulation
- Hochatmung mit deutlichen Anzeichen von Schnappatmung
- heiserer Stimmklang mit harten Stimmeinsätzen
- erhöhtes Sprechtempo

Der Klient hat eine eingeschränkte Eigenwahrnehmung und auffällige Tonusregulation (Verspannungen). Er nimmt seine Verspannungen nicht wahr. Die Untersuchungserkenntnisse beruhen auf Beobachtung, Ertasten und Befragung durch den Therapeuten. Es sind damit subjektive Urteile des Therapeuten, die während der Diagnostik erhoben wurden. Aus diesen Ergebnissen könnten sich **erste Teilziele** für den Therapieprozess ergeben:

- Sensibilisierung für Spannungszustände und Möglichkeiten der Entspannung
- Stressmanagement im Beruf
- Sensibilisierung für Atemveränderung
- Sensibilisierung für den Zusammenhang von Spannung, Atmung und Stimmklang
- Bedeutung der Stimme im Alltag eines Berufssprechers

Überblick Testverfahren

Grundsätzlich müssen Testverfahren den Testgütekriterien gerecht werden. Diese beziehen sich auf Objektivität, Reliabilität und Validität.

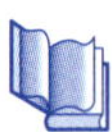

Im Testhandbuch Sprache von Beushausen (2007) wird ein umfassender Überblick über aktuelle deutschsprachige Diagnostikverfahren der Sprachtherapie gegeben.

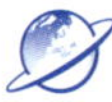

Ebenfalls einen guten Überblick erhält man im schweizer Testführer der Hochschule Zürich unter *http://www.zbl.ch/pdf/dipl_testfuehrer.pdf*. Baumgartner und Spescha (2004) haben hier verschiedene Verfahren zusammengestellt und sie nach Gütekriterien eingestuft.

3.3 Datenerhebung und Bewertung

Datenbewertung

Die im Diagnostikprozess gewonnenen subjektiven und objektiven Daten müssen ein Maß an Vollständigkeit erlangen, das zulässige Schlussfolgerungen erlaubt. Die Kombination verschiedener normierter Testverfahren, die durch weitere Untersuchungen ergänzt werden, ermöglicht valide Therapieentscheidungen. Der Deutsche Bundesverband der akademischen Sprachtherapeuten (dbs) hat zusammen mit dem Studiengang Klinische Linguistik der Universität Bielefeld eine umfassende Erhebung zur Sprachtherapie durchgeführt. Hier zeigt sich, dass durchschnittlich 3,45 Behandlungseinheiten für diagnostische Zwecke verwendet werden (de Langen-Müller / Hielscher-Fastabend 2007).

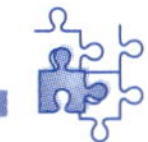

Junge, 4,9 Jahre, Wortschatzprobleme: Das Flussdiagramm in Abbildung 16 veranschaulicht zwei unterschiedliche Wege des diagnostischen Vorgehens. Im Diagnostikweg 1 beschränkt man sich auf die normierte Testung des aktiven Wortschatzes. Es zeigt sich eine objektive Abweichung von der Normgruppe im Testverfahren (AWST-R, Kiese-Himmel 2005). Daraus ergibt sich das Therapieziel Wortschatztraining. Die Schwäche, die zu den geringen Leistungen im Wortschatztest führt, ist nicht aufgedeckt worden. Im zweiten Diagnostikweg verwendet man neben der normierten Wortschatztestung weitere Verfahren, z.B. Phonologisches Gedächtnis (PGN, Grimm 2001), Mottier Test (Teil des Züricher Lesetests (ZLT) von Linder/Grissemann 2000) sowie Wort- und Satzverständnisüberprüfungen. So wird von den Basisfunktionen wie auditive Aufmerksamkeit und Merkspanne über phonologische Gedächtnisleistung bis zur aktiven Wortschatzleistung das Gesamtspektrum geprüft. Dadurch kommt man zu dem Schluss, dass das objektive Wortschatzdefizit eine Folge von Störungen in der Aufmerksamkeitslenkung, dem Wortverständnis, der Merkfähigkeit und dem Wortabruf ist. Der Therapieweg hat sich durch diese diagnostischen Schritte verändert. Es wird nicht an der Benennung von Bildkarten, sondern am Aufbau der Aufmerksamkeitsspanne und der Merkfähigkeit gearbeitet.

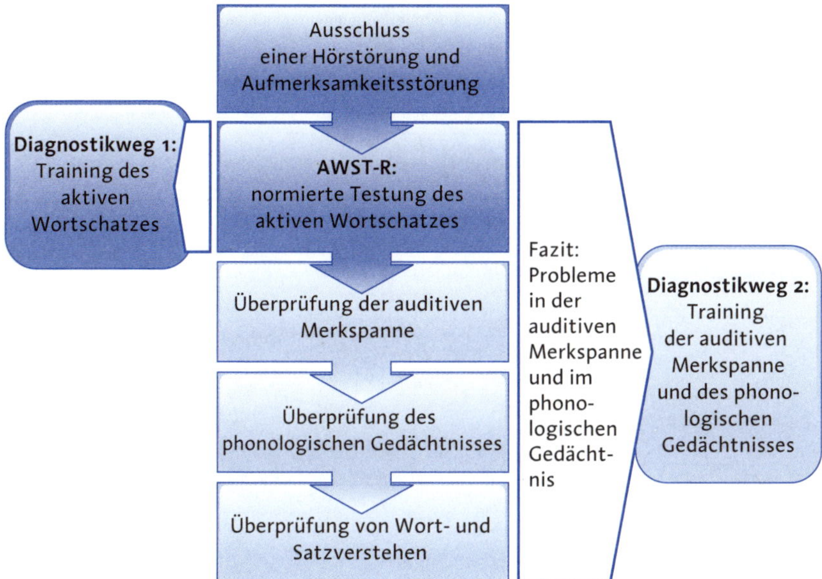

Abb. 16: Diagnostikwege

Das obige Beispiel zeigt, wie durch zu schnelle Schlüsse eine unzureichende Diagnose entsteht und die Therapie nicht dort ansetzt, wo eine Hilfestellung notwendig und eine Entwicklung möglich ist.

Neben der umfassenden Betrachtung einer Störung und der Aufdeckung der Ressourcen, die einen korrekten Diagnostikweg zulassen, helfen Pfade der Entscheidungsfindung. Die Abbildungen 17, 19 und 20 sind keine Kurzanweisungen zur Diagnostikdurchführung. Sie sind vielmehr Fahrpläne, die den Therapeuten leiten können, die richtigen Fragen zum richtigen Zeitpunkt zu stellen, um damit die notwendigen und sinnvollen Maßnahmen zu ergreifen. Sie haben daher keinen Anspruch auf Vollständigkeit, sondern sollen in ihrer Kürze eine hilfreiche Visualisierung ermöglichen.

Kindersprachdiagnostik

Das Ablaufdiagramm Kindersprachdiagnostik (Abb. 17) zeigt, wie die einzelnen Diagnostikschritte ineinandergreifen. Je nach Ausmaß der sprachlichen Einschränkungen wird die Untersuchung mehr oder weniger umfassend. Der Therapeut versucht, vorab alle zusätzlichen Befunde zu erhalten, um Hörfähigkeit, Aufmerksamkeit etc. mit in die Bewertung einfließen zu lassen. Die Diagnostik beginnt selbstverständlich mit Anamnese und Elternfragebogen. Im Anschluss erfolgt die Diagnostik der rezeptiven

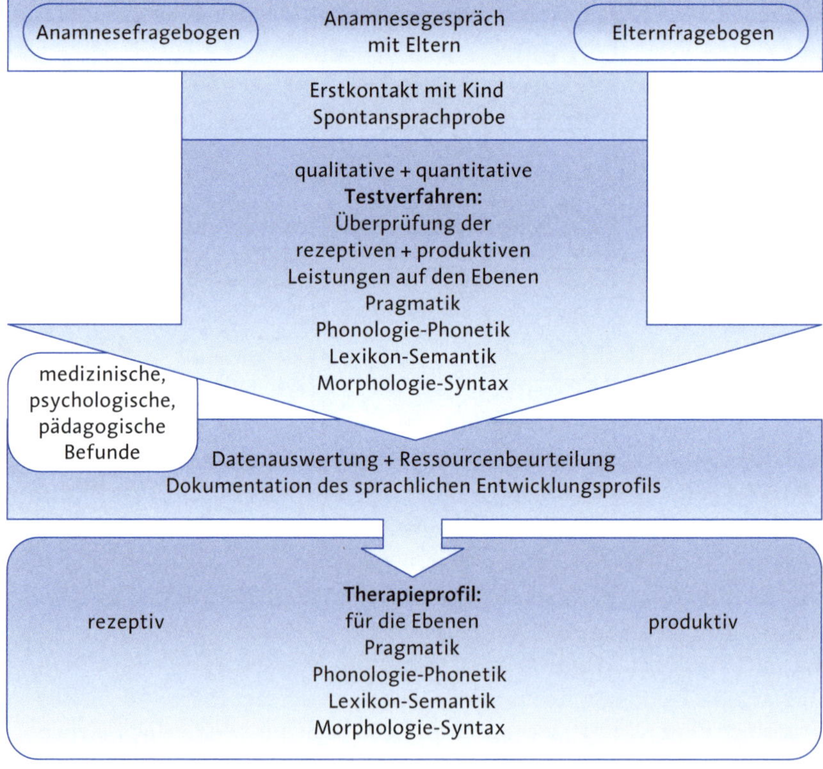

Abb. 17: Kindersprachdiagnostik

und produktiven Leistungen in allen Sprachbereichen. Die Ergebnisse auf den jeweiligen Sprachebenen – der pragmatischen, der phonetisch-phonologischen, der semantisch-lexikalischen und der morphologisch-syntaktischen Ebene – werden mit den Kompetenzen verglichen, die in der jeweiligen Altersstufe zu erwarten sind. Somit werden Schwächen aufgedeckt, aber auch Ressourcen erkannt, die als Grundlage zur Erarbeitung des nächsten Therapieschrittes dienen. Daraus lässt sich das sprachliche Entwicklungsprofil ableiten, das als Therapieprofil zeigt, in welchen Bereichen auf welcher Stufe angesetzt wird.

Therapieprofil Kindersprache

Abbildung 18 verdeutlicht für den Bereich der Kindersprachdiagnostik, welche Kompetenzen in der Summe zu überprüfen sind. Daraus ergibt sich ein Profil, das zeigt, in welchen Bereichen ein Kind welche Kompetenzen hat. Die vorhandenen Kompetenzen sind grau hinterlegt. Das bedeutet für die Therapieplanung, dass genau auf diesem Niveau mit der Therapie begonnen wird. Die linke Spalte ist gesondert zu betrachten, da hier die Voraussetzungen für den Spracherwerb aufgelistet sind. Der Blickkontakt muss ausgebildet sein, damit überhaupt eine Kontaktaufnahme zwischen Kind und Therapeut stattfinden kann. Schwächen der orofazialen Muskelfunktion müssen behoben sein, bevor Laute angebahnt werden. Im sprachlichen Bereich der Abbildung 18 gehen die rezeptiven Leistungen den produktiven voraus. Aus diesem Grunde wird umfassend im Bereich der Wahrnehmung gearbeitet, bevor es an die Überwindung der phonologischen Prozesse geht, die nicht mehr entwicklungsadäquat sind.

Aphasiediagnostik

In der Akutphase einer Aphasietherapie sind andere Maßnahmen zu ergreifen als einige Wochen nach der Erkrankung. Das spiegelt sich in der Diagnostikplanung wider. Gängige Testverfahren in der Akutphase sind der Aachener Aphasie Bedside Test (AABT, Biniek et al. 1992), der Aphasie Schnell Test (AST, Kroker 2006) und die kurze Aphasieprüfung (KAP, Lang et al. 1999). Wichtigstes Diagnostikziel in der Akutphase ist die Ermittlung des Schweregrades und der Verlaufsdynamik der Aphasie (Huber et al. 2006). Das Flussdiagramm in Abbildung 19 zeigt den Diagnostikweg bei aphasischen Störungen.

Die ausführliche Aphasiediagnostik kann erst ca. zwei bis sechs Wochen nach der Erkrankung erfolgen. Sie beinhaltet einen Aphasietest und eine neuropsychologische Überprüfung. Die klinischen Ziele der Aphasiediagnostik sind, aphasische von nichtaphasischen Störungen abzugrenzen und differentialdiagnostisch die jeweiligen Anteile der verschiedenen Störungen zu erfassen. Außerdem müssen die sprachlichen Modalitäten bestimmt werden. Klassifikation und Schweregrad müssen ebenso erfasst werden. Die psycholinguistischen Ziele dagegen überprüfen, wie stark die Sprachmodalitäten und welche Sprachebenen betroffen sind.

Voraus-setzungen	Phonologisch – phonetisch		Lexikalisch – semantisch		Morphologisch – syntaktisch	
	rezeptiv	produktiv	rezeptiv	produktiv	rezeptiv	produktiv
Auditive Perzeption						Morphologische Markierungen
Orofaziale Muskel-funktion					Dialog-verstehen	Präpositional-phrase
Dialog-verhalten	Wahrnehmung prosodischer Information: - Wörter - Trochäen - Betonung in Komposita				Text-verstehen	Nominalphrase
Arbeits-haltung	Minimalpaar-arbeit		Wortform			Obligatorischer Artikel
Spiel-verhalten	Laut-/Laut-gruppe Lokalisation	Stabilisierung auf Wort- und Satzebene	Semantische Repräsen-tationen: taxono-mische Strukturen, semantische Relationen		Satz-verstehen	Verbstellung
Wahnehmung visuell, auditiv	Laut-/Laut-gruppe Identifikation	Überwindung nicht mehr entwicklungsa-däquater phonologischer Prozesse	Fast-Mapping		Verb-Argument-Struktu-ren	Verb-Argument-Strukturen
Blickkontakt	Laut-/Laut-gruppen Differenzierung	Laut-anbahnung	Begriffs-bildung: Konzept-bildung Objekt-bildung	Wort-schatz-erweite-rung	Verb-lexikon	Verb-produktionen

Abb. 18: Therapieprofil Kindersprache

Verfahren wie LeMo (Lexikon modellorientiert), eine Einzelfalldiagnostik bei Aphasie, Dyslexie und Dysgraphie (De Bleser et al. 2004), analysieren Defizite und erhaltene Fähigkeiten, um darauf aufbauend einen Therapieplan zu erstellen. Dagegen geben Verfahren wie das kommuni-

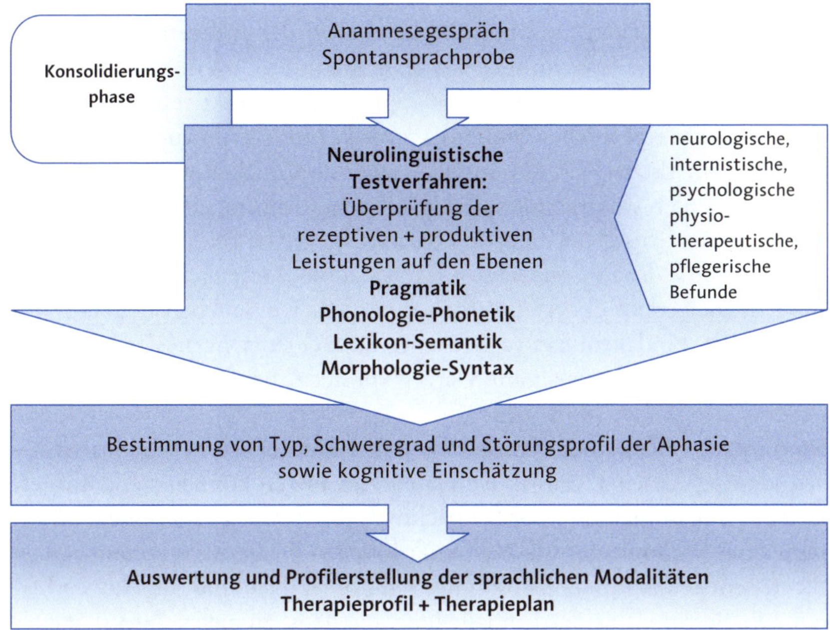

Abb. 19: Aphasiediagnostik

kationsorientierte Untersuchungsverfahren der Bogenhausener Semantik Untersuchung (BOSU, Glindemann et al. 2002) mehr Aufschluss über übergeordnete Zielsetzungen der Rehabilitation. Zur umfassenden Datenerhebung im interdisziplinären Team gehören neuropsychologische und rehabilitationsorientierte Fragestellungen. Die neuropsychologischen Untersuchungen erfassen die sprachrelevanten Begleitstörungen insbesondere in visuellen und auditiven Verarbeitungsbereichen. Sie überprüfen Bewegungsplanung, Aufmerksamkeit und Gedächtnis genauso wie komplexe Informationsverarbeitung, Zahlenverarbeitung und problemlösendes Denken. Gedächtnisleistungen wie Merkfähigkeit, Arbeitsgedächtnis und Langzeitgedächtnis spielen eine große Rolle. Rehabilitationsorientierte Diagnostik untersucht das Ausmaß der Anpassungs- und Partizipationsfähigkeit. Es muss festgestellt werden, wie sich die Aphasie in ihrem Verlauf verändert hat, wie wirksam die therapeutischen Schritte unter Berücksichtigung der Spontanremission waren. Die Teilhabe an der Kommunikation und am sozialen Leben im Alltag spielt ebenso eine Rolle wie die Einschätzung der Lebensqualität und Krankheitsverarbeitung. Vor diesem Hintergrund müssen die gewonnenen Daten bewertet und eingeordnet werden, um darauf aufbauend die Inhalte eines Therapieplans zu bestimmen.

Eine Stimmdiagnostik (Abb. 20) beinhaltet die Auswertung phoniatrischer Daten, die Erkenntnisse aus dem Anamnesebogen, aus dem Voice Handicap Index, der Stimmfeldmessung und die subjektiven und objektiven Daten der eigentlichen Stimmdiagnostik. Es fließen quantitative Daten wie der numerische Wert der Tonhaltedauer und qualitative Daten wie die Beurteilung der Wahrnehmungsfähigkeit oder Haltung eines Klienten zusammen. Der Therapeut muss sich seines subjektiven Blickwinkels bewusst sein. Im Sinne der Prozessdiagnostik müssen die Werte nicht nur einmalig, sondern im Verlauf gewertet werden, um nicht von falschen Bedingungen auszugehen. Ein Klient kann z. B. abends nach einem langen Arbeitstag eine stärkere Tonuserhöhung als am Morgen vor der Arbeit haben.

Subjektive und objektive Daten

Im Alltag der Klinik oder Praxis wird ständig mit objektiven und subjektiven Daten gearbeitet. Subjektive Datenerhebungen können standardisiert werden, indem man das, was beobachtet werden soll, genau festlegt. Während einer Stimmdiagnostik, myofunktionellen Diagnostik, Polterdiagnostik etc. entstehen immer Sammlungen aus objektiven und subjektiven Daten. Die Bestimmung der Tonhaltedauer hat deutlich mehr Objektivität als die Beurteilung des Stimmklangs. Gleichzeitig wird der erfahrene Stimmtherapeut in der Beurteilung des Stimmklangs viele wichtige Aussagen über

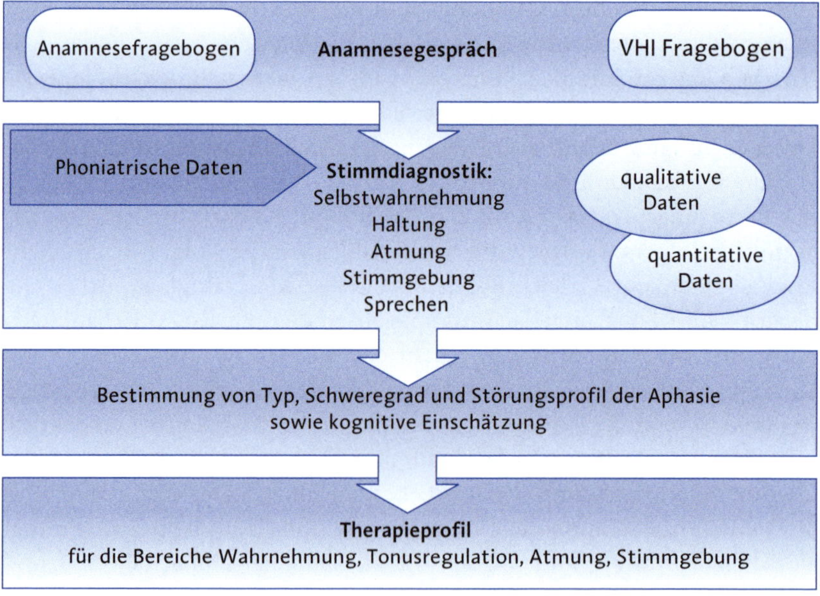

Abb. 20: Stimmdiagnostik

Schweregrad und Verlauf der Stimmtherapie erhalten. Die Beurteilung des Tonus von Lippen- und Zungenmuskulatur durch den Therapeuten kann durch gemeinsame Beurteilungsschulung innerhalb einer Einrichtung an Objektivität gewinnen, so dass eine Tonusbewertung durch verschiedene Therapeuten zum gleichen Ergebnis führt. Eine Datenerhebung beschränkt sich nie auf einen Zeitpunkt. Sie wird kontinuierlich hinterfragt und erneuert. Dies verbessert die Validität der ersten Einschätzungen.

3.4 Interdisziplinäre Abklärung

Interdisziplinarität

Der interdisziplinäre Austausch der im Diagnostikprozess beteiligten Fachkräfte verbessert die Beurteilung der Daten. In der Sprachtherapie arbeiten ärztliche, therapeutische, psychologische und pädagogische Berufsgruppen zusammen. Der Austausch zum besseren Verständnis der diagnostischen Daten im interdisziplinären Kontext ist Voraussetzung für die Therapieplanung.

In der Stimmtherapie sind in der Regel der Phoniater oder HNO-Arzt die Hauptansprechpartner des Sprachtherapeuten. Die subjektive Beurteilung des Stimmklangs und der körperlichen Gegebenheiten wie Haltung, Atmung, Tonusregulation kann erst vor dem Hintergrund der phoniatrischen Diagnostik korrekt eingeordnet werden. Klingt die Stimme so auffällig, weil die Stimmbänder deutliche organische Veränderungen aufweisen, oder gibt es keinen sichtbaren organischen Befund?

Gerade die **Cochlea Implantat(CI)-Indikation** (Böhme 2006) ist ein gutes Beispiel für umfassende interdisziplinäre Zusammenarbeit, die bei der Indikationsentscheidung notwendig ist.

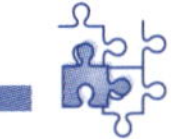

Junge, 5,6 Jahre, Verständnisprobleme, gering motivierbar, verhaltensauffällig: Im interdisziplinären Behandlerteam müssen folgende Fragen geklärt werden:

- Kinderarzt: Zeigten sich bisher Entwicklungsprobleme? Gab es frühkindliche Erkrankungen?
- HNO-Arzt: Hörfähigkeit und Testung der auditiven Aufmerksamkeit und Verarbeitung
- Kindergarten: In welchen Situationen reagiert der Junge auffällig? Wie wird das Verhalten beschrieben? Sind es Reaktionen auf ein Nichtverstehen? Spricht der Junge oft sehr laut?
- bei Bedarf Psychologe: Gibt es emotionale oder kognitive Störungen?
- Sprachtherapeut: Gibt es Auffälligkeiten in der auditiven Wahrnehmung und Verarbeitung? Gibt es Sprachverständnisprobleme?

Folgendes **interdisziplinäres Diagnostikschema** wird vorgeschlagen:

- pädaudiologische Diagnostik
- medizinische Diagnostik
- hörpädagogische Diagnostik
- pädagogisch-psychologische Diagnostik

Bei neurologischen Störungen ist das interdisziplinäre Behandlerteam ebenfalls umfangreich:

- Neurologe
- Neuropsychologe
- Physiotherapeut
- Ergotherapeut
- Pflegedienst
- Sozialarbeiter (Frage der Wiedereingliederung)

Im Bereich der **Tumortherapie** (Motzko et al. 2004) ist das Aufgabengebiet Sprechen, Stimmgebung und Schlucken nach operativen Eingriffen wieder zu ermöglichen. Das interdisziplinäre Team besteht aus folgenden Fachkräften:

- Chirurgen
- Onkologen
- HNO-Ärzten
- Kieferchirurgen
- Zahnärzten
- Psychologen
- Pflegekräften

Nach notwendigen Operationen kann es zu Fragestellungen kommen, die zwar das Sprechen einschränken, doch das weitere Leben gewährleisten. Im Verlauf einer Tumortherapie, die meist mit mehreren operativen Eingriffen verbunden ist, muss der Sprachtherapeut seine Arbeit auf die chirurgischen Eingriffe abstimmen. Die Möglichkeiten und Grenzen des sprachtherapeutischen Handelns sind eng an das chirurgische Vorgehen gekoppelt. Radiologische Behandlung und Chemotherapie schränken den Therapieverlauf ein oder machen ihn zeitweilig unmöglich. Der Sprachtherapeut ist eng in die Nachsorge eingebunden und arbeitet intensiv mit dem interdisziplinären Team zusammen.

Im Bereich der **Dysphagietherapie** in neurologischen oder geriatrischen Kliniken gibt es ein ähnliches interdisziplinäres Team:

- HNO-Arzt
- Internist
- Neurologe
- Pflegedienst
- Physiotherapeut

HNO-Arzt und Sprachtherapeut stimmen sich durch engmaschige Diagnostik bezüglich der einzelnen Therapieschritte ab, die medizinisch abgesichert sein müssen. Im Alltag der Pflege müssen die Pflegedienste über das Störungsbild Dysphagie nach der Diagnostik aufgeklärt werden. In Absprache mit dem verantwortlichen Arzt und dem Sprachtherapeuten werden sie möglicherweise die tägliche Essensbegleitung umsetzen. Selbstverständlich müssen nach der Diagnostik die Angehörigen über die Bedeutung und die Konsequenzen der Schluckstörung aufgeklärt werden, um den Klienten durch falsches Vorgehen nicht zu gefährden. In die Bewertung der diagnostischen Daten und zur Einschätzung der Entwicklung ist die Absprache mit dem behandelnden Physiotherapeuten wichtig. Die therapeutischen Schritte zur Behandlung der Schluckstörung müssen auf einer gemeinsamen Diagnostikauswertung beruhen.

Die interdisziplinäre Zusammenarbeit (Abb. 21) mit Ärzten, Psychologen, Fachtherapeuten, Pflegekräften, Eltern, Angehörigen und Pädagogen kann die sprachdiagnostischen Daten ergänzen und relativieren. Der Austausch ist immer dringend notwendig, um nicht mit einem eingeschränkten Blickfeld einen Therapiebeschluss zu fassen, der anderen Gutachten und Maßnahmen widerspricht. Gleichzeitig sollten alle an einem thera-

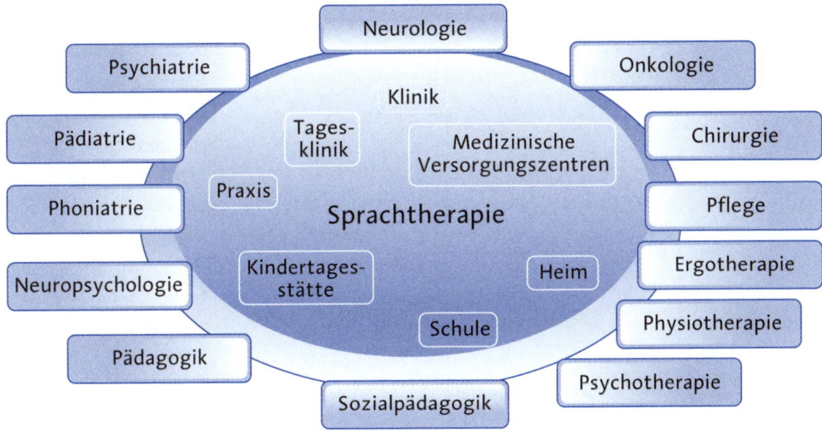

Abb. 21: Interdisziplinäre Zusammenarbeit

peutischen Prozess beteiligten Fachkräfte über die Maßnahmen informiert sein, um Veränderungen im Prozess korrekt einzuschätzen und den Therapieverlauf optimal zu steuern.

3.5 Dokumentation

Evaluationsgrundlage

Die Dokumentation ist eine wichtige Grundlage für spätere Evaluationsprozesse. Nur wenn Daten festgehalten werden, können sie später bewertet werden. Die Möglichkeiten der Dokumentation sind vielfältig. Um zu sinnvollen und auswertbaren Daten zu kommen, muss daher das Vorgehen strukturiert werden. Dadurch wird therapeutisches Handeln nachweisbar und transparent. Im Prozess der Datenerhebung und Dokumentation muss entschieden werden, welche Daten in welcher Form, in welchem Ausmaß

Klient: K. B. Geb.: 12.03.1945	Diagnose: Globale Aphasie Therapiebeginn: 08.01.09 Therapiefrequenz: 4 x pro Woche			
Datum	Tagesziel	Methode	Umsetzung	Befindlichkeit, Bemerkungen
19.01.09	Semantische Kategorie: Kleidung	Realgegenstände	Benennen: Hose, Hemd, Schuhe	sehr müde, traurig
21.01.09	Sem. Kat.: Kleidung	Realgegenstände	Benennen: Hose, Hemd, Hut, Socken	wach, gut gelaunt
22.01.09	Sem. Kat.: Kleidung	Bildkarten	Benennen: Hose, Hut	Schwierigkeiten mit Karten, stark irritiert, Frau kommt später zu Besuch
23.01.09	Frage nach Besuch, was hat er gemacht? Frau hat Kleidung gebracht, Sem. Kat.: Kleidung	Kleidung im Kleiderschrank	einräumen und benennen	gut orientiert, benennt mehr, erzählt vom Besuch, Name der Kinder: Anneliese, Thomas, Beruf der Kinder

Abb. 22: Klientenkartei

und nach welchen Kategorien gesammelt werden. Welche Daten haben solche Aussagekraft, dass sie dokumentiert und damit archiviert werden müssen? Welche Daten sind für die Klientenkartei wichtig und in welcher Form werden sie regelmäßig festgehalten?

Klientenkartei

In der Klientenkartei wird jede Intervention mit Datum und Inhalt festgehalten. Aktuelle Ziele, Umsetzungsschwierigkeiten, Befindlichkeiten und Wünsche des Klienten, aber auch besondere Ereignisse werden notiert (Abb. 22).

Die Klientenkartei ist die erste Form der Dokumentation. Hier werden alle wesentlichen Fakten in knapper Form festgehalten. Oftmals zeigt sich hier eine Entwicklung im Therapieverlauf des Klienten. Einbrüche werden erkennbar, wenn sie im längeren Verlauf betrachtet werden.

Datenschutz

Allgemein gibt es im Bereich der Sprachtherapie schriftliche Dokumente, Testergebnisse, Tondokumente, Videoaufnahmen und Bildmaterial. Diese Daten können in Zahlenform (Prozentränge) oder als Rohdaten von auditiven oder visuellen Mitschnitten vorliegen. Alle diese Dokumente unterliegen dem Datenschutz. Das Bundesdatenschutzgesetz (BDSG) regelt den Umgang mit personenbezogenen Daten. Sie unterliegen dem besonderen Schutz und es muss sichergestellt sein, dass Unbefugte keinen Zugang zu diesen Daten haben (§ 3 Bundesdatenschutzgesetz):

> „Personenbezogene Daten sind Einzelangaben über persönliche oder sachliche Verhältnisse einer bestimmten oder natürlich bestimmbaren Person (Betroffener) […]"

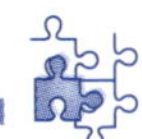

Sven, 8 Jahre, Sprachentwicklungsstörung: Sven kommt zweimal wöchentlich zur Therapie, meistens Montag und Donnerstag. Immer montags ist er besonders unruhig und kann sich kaum konzentrieren. Er hat keine Lust zu spielen und ist schweigsam. Ganz anders die Situation am Donnerstag. Sven kommt nach dem Schwimmunterricht zur Sprachtherapie. Trotz Sport ist er wach, motiviert, erzählfreudig und zeigt kein Anzeichen von Ermüdung. Im nächsten Elterngespräch lässt sich der Sprachtherapeut erzählen, wie das Wochenende gestaltet wird. Die Mutter berichtet, dass Vater und Sohn am Samstag und Sonntag gerne zusammen fernsehen. Fußball, aber auch Filme und Shows sind sehr gefragt. Es kommt vor, dass es bis zu vier Stunden pro Tag sind. Der Therapeut klärt die Mutter auf, dass fernsehen über viele Stunden die Aufmerksamkeit und Verarbeitungsfähigkeit belastet. Die passive Haltung des Fernsehens verhindert wache geistige Tätigkeit am nächsten Tag. Körperliche Aktivität wäre für Sven besser. Der Vater könnte ihn doch in einem Fußballverein anmelden und ihn am Wochenende zum Training begleiten.

Größere Einrichtungen, Praxen und Kliniken haben für diesen Zweck Datenschutzbeauftragte, die den sicheren Umgang mit personenbezogenen Daten gewährleisten und immer wieder neu überprüfen. Personenbezogene Daten unterliegen außerdem bestimmten Aufbewahrungsfristen. Im Bereich der Sprachtherapie müssen diese Daten zehn Jahre sicher aufbewahrt werden.

Datenarchivierung

Während eines Anamnesegesprächs muss klar sein, in welchem Ausmaß und in welcher Form diese Informationen dokumentiert werden. Ist es sinnvoll, das ganze Gespräch zu protokollieren, oder sollte man nur wesentliche Teile festhalten? Sobald ein 90-minütiges Gespräch zwischen Klient und Therapeut in der gesamten Form festgehalten wurde, muss es wie eine personenbezogene Datensammlung behandelt und damit zehn Jahre gesichert aufbewahrt werden.

Dokumentationsstrukturen

Für Datenerhebung und -sicherung sind Dokumentationsstrukturen notwendig, die als Gesprächsgrundlage dienen und den roten Faden der Datensammlungen darstellen. Ein Elterngespräch ist immer gleichzeitig ein Beratungsgespräch und ein Informationsaustausch. Der Therapeut muss in der Lage sein, zwischen diesen beiden Aufgaben zu wechseln. Eltern möchten an der Therapie teilhaben und wollen über den Verlauf der Therapie informiert werden. Gleichzeitig sind sie Teil des therapeutischen Geschehens und werden damit ebenso zu Klienten. Eine Protokollvorlage (Abb. 23) hilft dem Therapeuten, zwischen dem Informationsaustausch, den gemeinsamen Zielformulierungen für die Therapie und der Beratung der Eltern zu wechseln, ohne den roten Faden der Gesprächsleitung zu verlieren.

Beobachtungsdokumentation

Beobachtungsbögen zum kindlichen Verhalten oder zur Stimmbeurteilung helfen ebenfalls als Dokumentationsgrundlage. Oftmals ist die Verhaltensbeobachtung zu komplex und es ist eine technische Unterstützung durch eine Videoaufnahme nötig. Sprachbeurteilungen sind sicher besser zu erstellen, wenn eine Tonbandaufnahme gemacht wird.

Das Beobachtungsprotokoll (Abb. 24) hilft, eine umfassende Interaktionssituation nach vorgegebenen Faktoren zu bewerten und diese entsprechend zu dokumentieren. Dokumentationsvorlagen dieser Art gewährleisten, dass Therapeuten z. B. einer Frühfördereinrichtung nach ähnlichen Gesichtspunkten eine Interaktion begutachten.

Das Sammeln, Verwahren und Sichern der Daten alleine ist nicht ausreichend. Wichtig ist die Kategorisierung der Daten, um sie mit späteren Datensammlungen zum selben Klienten schnell vergleichen zu können. Es reicht nicht aus, im therapeutischen Alltag zu sagen, dass man den Eindruck hat, die Sprachentwicklung, die Stimmproduktion, das Sprechen werde nun wirklich besser. In Kapitel 5 wird dieser Aspekt noch genauer erläutert.

Elterngespräch am:
Teilnehmer:
1. Aktueller Stand der Entwicklung
Zu Hause: (Meinung der Mutter, des Vaters)
In der Therapie:
2. Veränderungen seit letztem Gespräch am
Zu Hause: (Beobachtungen der Mutter, des Vaters)
In der Therapie:
3. Schwierigkeiten Umsetzung therapeutischer Ziele
Zu Hause:(Meinung der Mutter, des Vaters)
In der Therapie:
4. Wünsche der Eltern an die Therapie
5. Aktuelle Therapieziele des Therapeuten
Nächster Termin:
Vereinbarungen bis zum nächsten Termin:

Abb. 23: Dokumentationsprotokoll Elterngespräch

Verlaufs-dokumentation

Genau wie Diagnostik sich nicht auf einen einzigen Zeitpunkt beschränkt, findet Dokumentation kontinuierlich statt. Der Therapeut kann dadurch im Sinne der Prozessdiagnostik nachweisen, welche Ziele mit welcher Methode im gesamten Verlauf erreicht wurden. Eine gute Dokumentation hilft in erster Linie dem Therapeuten selbst zu erkennen, wie erfolgreich die Therapie verläuft und welche Schritte als Nächstes gewählt werden müssen. Daten müssen in einer transparenten und vergleichbaren Form dokumentiert werden. Die Untersuchungsergebnisse des gesamten Diagnostikprozesses werden nach der Auswertung in einem Befund zusammengefasst. Dieser begründet die Diagnosestellung und erläutert das Therapieprofil und damit den Therapieplan mit allen Therapiezielen.

Beobachtungsprotokoll Interaktionsverhalten Kleinkinder

Name: Alter: geboren am: Untersuchungstermin:
Spielpartner: Mutter - Vater
Spielmaterial:

Sprachverständnis:
Kind reagiert auf seinen Namen: Ja / Nein
Wortverständnis: Kind zeigt Gegenstände, versteht einfache Tätigkeiten, versteht Funktionswörter
Anhand von Realgegenständen:
Anhand von Bildkarten:
Kind befolgt einfache kurze Aufträge (z. B.: „Bring mir den Ball!“).
Kind versteht einfache Fragen (z. B.: „Wo ist die Schere?“).

Sprachproduktion:
Bis 18 Monate: Kind spricht in „Einwortäußerungen“. Mit diesen kann das Kind bitten, fragen und antworten (z. B.: „Mama, Flasche“).
Bis 24 Monate:
Kind spricht ca. 20–50 Wörter und verbindet zwei und mehr Wörter miteinander.
Kind verwendet Substantive, Verben, Adjektive. Benennt Körperteile.
Modulation der Satzmelodie, um Fragen zu stellen.
Bis 30 Monate:
Kind spricht ca. 100 bis 500 Wörter:
Zunahme der Äußerungskomplexität
Morphologische Veränderungen wie Vergangenheit (z. B: „Ich nicht eslaft“).
Eigener Name wird durch die Ich – Form ersetzt. Erste Fragewörter tauchen auf.

Mutter-Kind-Interaktionsverhalten:
Mutter reagiert unmittelbar auf Signale (z. B: Zeigen, Äußerungen, Lachen ...) des Kindes.
Mutter verwendet unterstützende Sprache (z. B. greift „ääh brumm brumm“ auf und wiederholt „Ja genau, das Auto fährt jetzt los“).
Kind nimmt mit Mutter Blickkontakt auf und kann ihn halten.
Kind erkundet Raum nach vorhanden Gegenständen.
Kind kann sich gut von der absoluten Nähe der Mutter lösen.
Mutter und Kind führen gemeinsame Spielhandlung durch.
Kind reagiert auf Äußerungen der Mutter, z. B. unterbricht es seine Handlung auf ein „Nein“ der Mutter.

Spielverhalten:
Bau- und Konstruktionsspiel:
Funktionsspiel:
repräsentatives Spiel:
sequenzielles Spiel:
Symbolspiel

Abb. 24: Beobachtungsprotokoll Kleinkind

Verlaufsdokumentation Stimme, vom 11.03.09 Hans Müller, geb. 15.07.1958 ST2: Funktionelle Störung der Stimme Leitsymptomatik: gestörte Phonationsatmung	
Bisher erreichte Therapieziele Nach 10 Einheiten innerhalb des Regelfalles	Noch offene Therapieziele in den folgenden Behandlungen
Körperwahrnehmung: 1. Zunahme der Wahrnehmung im Bereich Atmung 2. Abbau ungünstiger Haltungen 3. Bewusstwerden der Körperräume für die Zwerchfellatmung 4. Bewusstwerden der Körperräume für die Resonanzentwicklung	**Wahrnehmungsförderung:** 1. Wahrnehmung der Tonuserhöhung beim Sprechen
Tonusregulation: 1. Zunahme der Entspannung 2. Tonusreduktion beim Einatmen 3. Kräftigung der an der Haltung beteiligten Muskulatur 4. Verbesserte Mobilität der Bauch-Becken-Muskulatur	**Tonusregulation:** 1. Entspannungstechniken, um im Arbeitsalltag mit weniger Spannung sprechen zu können 2. Hilfen im Umgang mit psychischen Spannungszuständen, die den Sprechvorgang beeinflussen 3. Förderung der Motilität im Bereich der Lippenmuskulatur 4. Lockerung der Kehlkopfmuskulatur 5. Weitung der Mundöffnung für das Sprechen 6. Lockerung der Gesichts- und Brustkorbmuskulatur, um Schwingung für die Resonanzentwicklung zu ermöglichen
Atemtherapie: 1. Zunahme der Bauch-Zwerchfell-Flankenatmung in der Ruheatmung 2. Ansätze des physiologisch korrekten Atemrhythmus in Ruhe und Bewegung 3. Teilweise physiologisch korrekter Sprechatemrhythmus	**Atemtherapie:** 1. Entwicklung der Fähigkeit des Abspannens bei Ruhe- und Phonationsatmung 2. Sicherheit des physiologisch richtigen Atmens beim Sprechen im Alltag
Stimmtherapie: 1. Ansätze des physiologischen Stimmeinsatzes 2. Ansätze des physiologischen Stimmabsatzes 3. Vorverlagerung des Stimmansatzes 4. Resonanzzunahme 5. Verbesserte Sprechdeutlichkeit	**Stimmtherapie:** 1. Übungen für den „Lautgriff" 2. Förderung der Tonhaltedauer 3. Förderung des Tonschwellvermögens 4. Erarbeitung der Intonation auf Wort- und Textebene 5. Entwicklung von Tragfähigkeit im Gesprächskontext 6. Ökonomisches Sprechen im Alltag

Abb. 25: Verlaufsdokumentation Stimmtherapie

Die Dokumentation der Erst- und Verlaufsdiagnostik in allen Handlungsfeldern der Sprachtherapie wirkt nach innen und außen. Sie hilft dem Therapeuten, die Wirksamkeit der Intervention am Klienten besser einzuschätzen. Innerhalb einer Einrichtung unterstützt gute Dokumentation die Beurteilung der Wirksamkeit in der Summe aller Interventionen. Bei welchem neurologischen Störungsbild diese Intervention besonders guten Erfolg gehabt hat, könnte eine Fragestellung sein, die eine Dokumentationsdatenbank entsprechend beantwortet. In der Kommunikation mit den verordnenden Ärzten ist Dokumentation besonders wichtig. Durch den sprachtherapeutischen Bericht erfährt z. B. der Kinderarzt, HNO-Arzt oder Neurologe, welche sprachtherapeutische Beurteilung vorliegt. Die Ergebnisse der Diagnostik und die sich daraus ableitenden Schritte erklären den Therapieplan.

Ein Zwischenbericht oder eine Verlaufsdokumentation (Abb. 25) zeigen, wie sich der Klient entwickelt. Dieser Bericht an den überweisenden Arzt erläutert, welche Fortschritte der Klient machen konnte und welche Schritte bei einer weiteren Verordnung noch geplant sind. Das Dokumentieren von Fortschritt, Stagnation oder Rückschritt sind wesentliche Informationen für die medizinische Einschätzung und Entscheidung, ob eine therapeutische Maßnahme fortgesetzt werden muss. Die Dokumentation führt zur geforderten Transparenz des therapeutischen Handlungsfeldes und weist Therapieerfolg nach.

3.6 Diagnostik als Prozess

Ressourcenorientierung

Diagnostik in der Sprachtherapie ist ein kontinuierlicher Prozess. Dieser beschränkt sich nicht nur auf eine einmalige Datenerhebung, sondern diese Daten werden fortwährend überprüft. Stärken und Schwächen eines Klienten müssen erkannt werden. Erst im Prozess der Therapie wird sich herauskristallisieren, wie gut ein Klient mit Krankheit umgehen kann, wie motivierbar er ist und auf welchen familiären Rückhalt er bauen kann. Erfahrungen im Umgang mit Krisen und Krankheit spielen eine wichtige Rolle im Prozess der Bewältigung. Kompetenzen, wenn sie durch den Therapeuten erkannt werden, können für die Behandlung genutzt werden. Zu Beginn einer Behandlung ist es meist unklar, welche Stärken und Schwächen ein Klient hat. Je schwerer eine Störung ist, je mehr die Kommunikationsfähigkeit eingeschränkt ist, umso schwerer ist es für den Therapeuten, die Ressourcen des Klienten umfassend aufzudecken, um Ansatzmöglichkeiten zur Veränderung zu finden. Was kann den Klienten nach dem Schlaganfall wieder motivieren, mehr am Leben teilzunehmen? Welche sprachlichen und welche neurologischen Ausfälle sind im Alltag die größte

Belastung? Kann die Familie Rückhalt geben oder ist das System Familie durch die Erkrankung sehr gefährdet?

prozesshaftes Vorgehen

Prozessdiagnostik fordert den Therapeuten heraus, auf vielen Ebenen zu beobachten und zu agieren. Er muss einerseits einen langfristigen Therapieplan gestalten, aber andererseits adäquat auf die tägliche Situation eingehen. Eine Bestandsaufnahme zu Beginn der Therapiesitzung (Kap. 4) ist diagnostisches Vorgehen und zugleich Beziehungsgestaltung. Die kontinuierliche Dokumentation der Befindlichkeit in der Klientenkartei kann z. B. aufdecken, dass der Gesundheitszustand des Klienten noch sehr schwach ist. Als Beispiel kann man sich ein Kind mit fünf Jahren vorstellen, das häufig erkältet ist und dessen Hörfähigkeit dadurch immer wieder beeinträchtigt wird. Ein Beziehungskonflikt eines erwachsenen Klienten mit Redeflussstörung, der immer am Rande erwähnt wurde, spitzt sich zu und der bisherige Therapieverlauf kommt zum Stillstand. Es kann zu Einbrüchen im Therapieverlauf kommen, die nur durch das prozesshafte diagnostische Herangehen und Dokumentieren zu erklären sind.

Wirksamkeit

Der diagnostische Prozess überprüft den Erfolg der gesamten Therapie genauso wie die Wirksamkeit der gewählten Maßnahmen. Führen die therapeutischen Maßnahmen zum gewünschten Erfolg oder muss ein anderer Weg gewählt werden? Diese Fragen erscheinen einfach zu beantworten, zeigen im Alltag der Klinik oder Praxis dennoch ihre Vielfältigkeit. Ein Therapieerfolg kann sich aus verschiedenen Gründen nicht zum erwarteten Zeitpunkt einstellen. Die Lebensumstände des Klienten, seine körperliche Befindlichkeit, sein Zeitmanagement und die Art und Intensität der gewählten therapeutischen Methoden spielen hier eine Rolle. Stellt der Sprachtherapeut fest, dass die Ziele des Therapieplans nicht erreicht werden, muss er verschiedene Aspekte überprüfen: Waren die Ziele richtig gewählt, waren die Methoden passend für den Klienten, war die Zeit der Umsetzung ausreichend, war die Aufklärung des Klienten oder der Angehörigen einleuchtend genug, um sie „ins Boot" zu holen? Schließlich muss überprüft werden, ob die Lebensumstände des Klienten es erlaubten, dass die Ziele überhaupt in der vorgegebenen Zeit umgesetzt werden konnten.

Prozessdiagnostik

Abbildung 26 verdeutlicht, dass die Entwicklung im Gesamtverlauf kontinuierlich beobachtet wird. Dabei müssen alle Wirkungsfaktoren (Kap. 4) im Therapieprozess beleuchtet werden. Die aktuelle Testsituation der Anfangsdiagnostik kann die Qualität der Daten negativ beeinflussen. Aus diesem Grund müssen diese Ergebnisse im Verlauf beobachtet werden. Kurzfristige und langfristige Veränderungen beeinflussen kontinuierlich die Wahl der Intervention und deren Gestaltung. Inhalt und Aufbau einer Intervention sind von der aktuellen Situation genauso bestimmt wie durch das langfristige Therapieziel. In einer Prozessdiagnostik wird der Therapeut

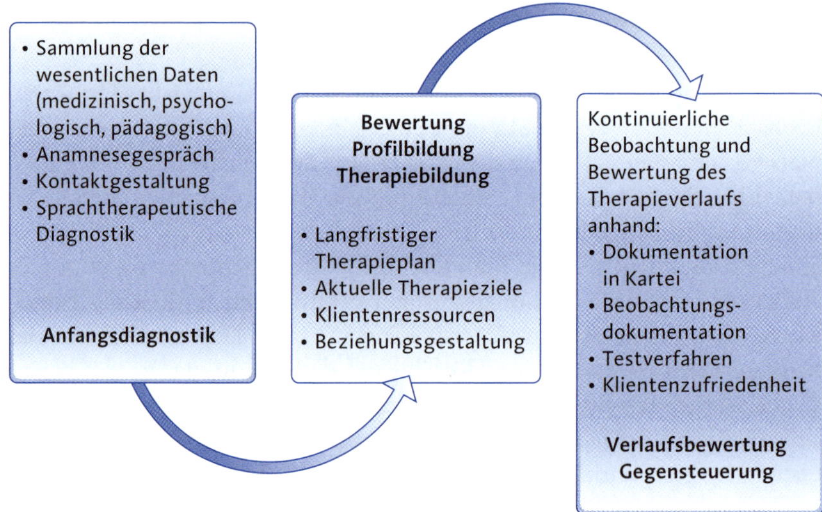

Abb. 26: Prozessdiagnostik

ausgewählte Überprüfungsmethoden in bestimmten Zeitintervallen wiederholen, um Therapieerfolg messbar zu machen. So kann man bei einem Vierjährigen mit Wortschatzproblemen einen Wortschatztest als objektives Mittel nach einigen Monaten wiederholen, um festzustellen, in welchem Ausmaß Verbesserungen auftraten. Diese wiederholte Diagnostik ermöglicht Transparenz und Vergleichbarkeit in der Wahl und im Einsatz der Methoden. Testergebnisse eines normierten Verfahrens können genauso verglichen werden wie standardisierte Beobachtungsdokumentationen. Auch die Dokumentation der Klientenkartei gibt Aufschluss über den Verlauf im Sinne der Prozessdiagnostik. Durch das regelmäßige Überprüfen des Verlaufs wird eine zeitnahe Gegensteuerung möglich. Offenheit und Bereitschaft des Therapeuten zu hinterfragen erleichtern das rechtzeitige Aufdecken von Entwicklungsplateaus, die neue Therapiewege notwendig machen.

4 Therapie

medizinischer Therapiebegriff

Bevor über Therapieplanung gesprochen werden kann, muss der Begriff Therapie erläutert werden. Die teilweise Gleichsetzung mit Behandlung zeigt die mögliche Nähe zur medizinischen Therapie.

Sprachtherapie ist von rein medizinischen wie von rein psychologischen oder pädagogischen Therapieansätzen abzugrenzen. Aus Sicht der Medizin ist für den Begriff Therapie die kategoriale Zuordnung eines Störungsbildes erforderlich. Dies hat den Vorteil, dass es für eine einzelne Sprachstörung eine genaue Definition gibt, die auf einer vom Untersucher unabhängigen Charakterisierung beruht (Suchodoletz 2003). Im medizinischen Sinne erfordert jede Therapie zu Beginn eine eindeutige Diagnose- und Indikationsstellung.

psychologisch-pädagogischer Therapiebegriff

Im psychologisch-pädagogischen Sinne wird der Therapiebegriff dagegen mehrperspektivisch gesehen (Katz-Bernstein 2003). Wichtig in Abgrenzung zum rein medizinischen Kontext des Messbaren ist, dass die Individualität (Grohnfeldt 2001; Motsch 1992) der Person einen hohen Stellenwert hat. Für die Planung einer Therapie spielen sowohl die messbaren Ergebnisse der Testung als auch die Ressourcen und Entwicklungspotenziale der Person und ihrer Umwelt eine Rolle. Therapie kann ebenso gleichgesetzt werden mit Rehabilitation. Selbstbestimmung, Partizipation und Chancengleichheit des von Behinderung bedrohten oder behinderten Menschen werden unter diesem Blickwinkel mehr berücksichtigt. Hier zeigt sich, dass der Arbeitsbegriff Therapie sehr differenziert und umfassend gesehen werden muss. Abzugrenzen ist Therapie außerdem von Förderung, obwohl die Übergänge fließend sind. Förderung ist im Bereich der Erziehung und Bildung anzusiedeln, während Therapie die individuellen Bedürfnisse des Klienten stärker berücksichtigt (Grohnfeldt 2007, 312):

Definition

„**Sprachtherapie** ist die Gesamtheit der Maßnahmen, die im Zusammenhang mit Interventionen zwischen Therapeut und der betroffenen sprachgestörten Person ablaufen und sich auf die Beseitigung, Linderung oder Kompensation der Sprachstörung an sich und ihrer psychosozialen Auswirkungen erstrecken. Dies bezieht sich auf die Betreffenden selbst und ihr soziales Umfeld.“.

4.1 Therapieplanung

Therapieplanung

Datensammlung, -bewertung und Einschätzung des Klienten führen zur Profilbildung. Im Therapieprofil werden Stärken und Schwächen aufgezeigt. Ziel ist es, den Klienten dahingehend zu unterstützen, dass er seine eigenen Ressourcen optimal zur Zielerreichung einsetzen kann. Durch die Nutzung der Klientenressourcen und der individualisierten Therapiezielgestaltung wird eine Überforderung des Klienten im Therapieprozess vermieden. Kurzfristige und langfristige Therapieziele sind so aufeinander abgestimmt, dass sie die Klientenpersönlichkeit, seine Vorerfahrungen, die aktuelle Lebenssituation und das Störungsausmaß berücksichtigen. Ein Klient, egal welchen Alters, muss umfassend in seiner Gesamtproblematik und in seinem sozialen Umfeld gesehen werden, bevor ein Therapieplan erstellt werden kann. Zu Diagnosestellung und Therapieplanung siehe auch Kapitel 3.

Therapieaufbau

Die auditive Aufmerksamkeitsentwicklung mit der Verbesserung der Differenzierungsfähigkeit und der Erweiterung der Merkspanne sind Grundlage für weitere Entwicklungsschritte im produktiven Bereich der phonetisch-phonologischen und lexikalisch-semantischen Leistungen. Wortschatzerweiterung und Abbau der phonologischen Prozesse setzen Therapie im perzeptiven Bereich voraus. Der Ausbau der phonologischen Repräsentationen und der Zugriff auf die Wortform müssen entwickelt werden. Es folgt die Strukturierung und Organisation der semantischen Repräsentationen. Erst verbesserte Differenzierungsfähigkeit ermöglicht die produktive Arbeit im morphologischen Bereich. Für den Aufbau des Verblexikons muss der Klient Verben mit allen konzeptionellen, semantischen, syntaktischen und morphologischen Informationsanteilen erwerben (Siegmüller / Kauschke 2006).

Zusammenspiel der linguistischen Ebenen

Aus der sprachtherapeutischen Diagnostik erfährt der Therapeut, welche Kompetenzen das Kind auf der rezeptiven und produktiven Ebene in den Bereichen Phonologie-Phonetik, Lexikon-Semantik und Morphologie-Syntax hat. Zugleich wird im Gespräch und Spiel festgestellt, wie sich die pragmatischen Fähigkeiten des Kindes entwickelt haben. Es wird überprüft, ob es im Wirkungs- und Handlungsaspekt der Sprache Schwächen gibt. Entsprechend der Analyse der sprachlichen Schwächen und Stärken wird das Therapieprofil erstellt. Die Entwicklungsproximalität der Intervention (Dannenbauer 1994) ist natürlich die erste Grundlage der Therapie. Sie muss ebenfalls in den Einzelmodulen der Sprachebenen und im neuropsychologischen Bereich bedacht werden.

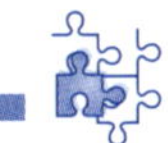

Junge, 7,2 Jahre, Schulprobleme, Verdacht auf Sprachverständnisstörung und/oder auditive Verarbeitungs- und Wahrnehmungsstörungen: Diagnostisches Vorgehen:

- Anamnesegespräch und Fragebogen zur allgemeinen Entwicklung, Sprachentwicklung und zum Schulverlauf
- kinderärztliche Diagnostik zum Ausschluss einer Entwicklungsstörung und Abklärung von Vorerkrankungen
- pädaudiologische Diagnostik zum Ausschluss einer Hörstörung und zur Abklärung einer auditiven Wahrnehmungs- und Verarbeitungsstörung (Böhme 2008)
- sprachtherapeutische Überprüfung der auditiven Konzentrationsfähigkeit und Merkspanne
- sprachtherapeutische Überprüfung der rezeptiven und produktiven Leistungen bzgl. der phonetisch-phonologischen, der morphologisch-syntaktischen und der semantisch-lexikalischen Leistungen

Ergebnissammlung:

- kurze Konzentrationsspanne für auditive Impulse, geringe Speicherfähigkeit für auditiven Input, kurze auditive Merkspanne für Wörter und Sätze
- Wortverständnis unter der Norm
- Satzverständnis unter der Norm: Die qualitative Analyse des Satzverständnisses zeigte, dass das Problem in der Merkfähigkeit und nicht in der linguistischen Entschlüsselung der Sätze liegt
- produktiv sprachliche Leistungen in der Norm.

Das **Therapieprofil** (Abb. 27) zeigt, dass die Leistungen im Bereich auditiver Wahrnehmung und Verarbeitung und als Folge die Leistungen im Wort- und Satzverständnis nicht im Normbereich liegen. Die produktiven Leistungen sind hingegen altersentsprechend.

Therapieplanung:
Langfristiges Therapieziel: Verbesserung der auditiven Wahrnehmungs- und Verarbeitungsfähigkeit.

Teilziele:

- Entwicklung auditiver Aufmerksamkeit
- Steigerung der auditiven Aufmerksamkeitsspanne
- Steigerung der auditiven Diskriminationsfähigkeit
- Steigerung der auditiven Selektionsfähigkeit
- Steigerung der auditiven Lokalisationsfähigkeit
- Steigerung der auditiven Merkfähigkeit für Laute, Wörter, Sätze, gesprochene Sprache im Dialog
- Training im Umgang mit auditiven Defiziten
- Erarbeitung von Kompensationsstrategien

Normbereich			
Auditive Verarbeitung	Wortverständnis	Satzverständnis	Sprachproduktion

Abb. 27: Therapieprofil – Fallbeispiel auditive Wahrnehmungs- und Verarbeitungsstörung

Max Muster, 4,7 Jahre, Verdacht einer Sprachentwicklungsstörung im perzeptiven und produktiven Bereich (Abb. 28):

Diagnostisches Vorgehen:

- Anamnesegespräch und Fragebogen zur allgemeinen Entwicklung, Sprachentwicklung
- kinderärztliche Diagnostik zum Ausschluss einer Entwicklungsstörung
- pädaudiologische Diagnostik zum Ausschluss einer Hörstörung und zur Abklärung einer auditiven Wahrnehmungs- und Verarbeitungsstörung (Böhme 2008)
- sprachtherapeutische Überprüfung der auditiven Konzentrationsfähigkeit und Merkspanne
- sprachtherapeutische Überprüfung der rezeptiven und produktiven Leistungen bzgl. der phonetisch-phonologischen, der morphologisch-syntaktischen und der semantisch-lexikalischen Leistungen

Ergebnissammlung:

- auffällige auditive Merkspanne
- unzureichende Phonemdifferenzierung
- auffälliges Wort- und Satzverständnis
- auffällige phonologische Prozesse
- keine phonetischen Störungen
- geringer aktiver Wortschatz
- Probleme in der semantischen Organisation
- auffällige Satzkonstruktion, Probleme bei der Verbstellung
- Auffälligkeiten in der morphologischen Markierung, Kasusmarkierung, Verbflexion

Muster Max **Geb.: 12.10.2003** **Alter: 4,7 Jahre**	**Therapieplan vom:** **05.05.08**	**Diagnose:** **Sprachentwicklungsstörung mit rezeptiven und expressiven Anteilen**	**Therapiebeginn:** **06.05.08** **Therapiefrequenz:** **2-mal pro Woche**
Verbesserung der Basisfunktionen für Sprachtherapie	Aufmerksamkeit Blickkontakt Arbeitshaltung		
Therapie der rezeptiven Leistungen	**Phonologie + Phonetik**	**Lexikon + Semantik**	**Morphologie + Syntax**
Zielformulierung	• Auditive Merkspanne • Phonemdifferenzierung • Phonemlokalisation	• Verständnis von zusammengesetzten Nomen und von Verben	• Kausalverknüpfungen
Therapie der produktiven Leistungen	**Phonologie + Phonetik**	**Lexikon + Semantik**	**Morphologie + Syntax**
Zielformulierung	• Abbau der phonologischen Prozesse	• Zunahme des aktiven Wortschatzes	• Verbstellung und Verbflexion

Abb. 28: Therapieplangestaltung (Beispiel)

Definition

Aphasietherapie zielt auf die Verbesserung sprachlicher Fähigkeiten, der Kommunikationsfähigkeit und auf die Minderung der durch die Aphasie bedingten Beeinträchtigungen in der aktiven Teilnahme am sozialen Leben. Es müssen spezifische und individuelle Therapieziele explizit formuliert werden, die in dem jeweils zur Verfügung stehenden Behandlungszeitraum erreichbar scheinen. Das Erreichen der Therapieziele muss quantifizierbar oder durch qualitative Analyse belegbar sein (Goldenberg et al. 2002)..

Auch in der Aphasietherapie geht es in der Therapieplanung um das Aufdecken von Schwächen und das Nutzen von Ressourcen. Rezeptive und produktive Bereiche der Sprache werden genau überprüft. Neben den rein linguistischen Zielen spielen sprachunterstützende Funktionen, Umwegleistungen und Dialogfähigkeit für den Alltag des Klienten eine wichtige Rolle (Steiner 2003). Mehr als bisher im Bereich der Kindersprachtherapie orientiert sich die Aphasietherapie an der internationalen Klassifikation der Funktionsfähigkeit, Behinderung und Gesundheit (ICF). Entsprechend werden die drei Komponenten Schädigung der Sprachfunktionen, Beeinträchtigung der sprachlichen Aktivitäten und Partizipation in den verschiedenen Lebensbereichen berücksichtigt. Hauptanliegen ist die Verbesserung der sprachlichen und schriftsprachlichen Fähigkeiten. Gleichzeitig sollte immer berücksichtigt werden, wie die eingeschränkten sprachlichen Ausdrucksmöglichkeiten im Alltag trotz der Behinderung optimal eingesetzt werden können. Nicht zuletzt müssen die verbalen und nonverbalen Kompensationsstrategien in die Therapieplanung mit einbezogen werden. Die Planung der Therapie unterscheidet sich deutlich je nach Therapiephase. In der Aktivierungsphase stehen andere Ziele und Methoden im Vordergrund als in der Übungs- und Konsolidierungsphase (Springer 2008).

Therapieprofil Aphasie

Die Therapieplangestaltung variiert stark nach Störungsbild und Phase der Therapie. Abbildung 29 verdeutlicht zwei Entwicklungsrichtungen: einen horizontalen Verlauf von der Aktivierungs- über die Übungs- zur Konsolidierungsphase und einen vertikalen Verlauf von einfachen Basisübungen zu komplexen Aufgabenstellungen. Die Dialogfähigkeit, die zu Beginn der Konsolidierungsphase erarbeitet wird, ist Voraussetzung für die Teilnahme an Selbsthilfegruppen, die am Ende der Konsolidierungsphase vorgesehen sind.

Das Therapieprofil (Abb. 30) zeigt den Übergang von der Übungs- zur Konsolidierungsphase. Für den gesamten Therapieverlauf sind die Klienten- und Umweltressourcen sehr wichtig. Diese können sich verändern und damit die Therapieziele beeinflussen. Der Therapieplan setzt sich aus

Aktivierungsphase:	Störungsspezifische Übungsphase:	Konsolidierungsphase:
Vorbereitende Übungen: • Aufmerksamkeitslenkung • Körperhaltung • Mundmotorik • Wahrnehmung	**Lexikon/Semantik:** • Wortklassen • Semantische Relationen • Phonologische Stimulierung (Reimwörter)	**Dialogtherapie:** • Gesprächsmodifikation • Kommunikationsstrategien • Kommunikationstraining
Multimodale Stimulierung: • Automatisierte Sprache • Situationsbezogene Sprache • Emotionale Sprache • Intonation und Rhythmus	**Phonologie:** • Phonemdifferenzierung und -verbindung • Silbenstrukturen • Prosodische Muster	**Alltagstherapie:** • Rollenspiele • Alltagserprobung
Deblockierung: • Koppelung intakter und blockierter Sprachfunktionen • Objekt- und handlungsbezogene Deblockierung	**Deblockierung:** • Thematische Rollen • Phrasenstrukturen • Flexionsformen • Funktionswörter und handlungsbezogene Deblockierung	**Gruppentherapie:** • Psychosozial orientiert • Sprachlich orientiert
Kompensation: • Nonverbale Kommunikation • Kommunikationstafeln • Elektronische Hilfen • Unterstützendes Gesprächsverhalten	**Schriftsprache:** • Sinnzusammenhang • Textsorte, Textaufbau • Phonem-Graphem-Verknüpfung • Sichtwortschatz • Textverständnis	**Kompensation:** • Teilhabe an sozialen Aktivitäten • Generalisierung von Kommunikationsstrategien

Abb. 29: Therapieplangestaltung Aphasie (in Anlehnung an Springer 2008)

den jeweiligen Einzelzielen für jede Intervention zusammen. Diese sind individuell bestimmt durch Störungsausmaß, -entwicklung und Persönlichkeitsstruktur. Sie werden im Verlauf immer wieder aktualisiert. Quantitative und qualitative Untersuchungsmethoden begleiten den Therapieprozess und machen ihn evaluierbar.

Partizipation und Aktivität

Im Sinne der Kriterien der ICF-Klassifikation, die neben den körperlichen Kriterien auch Aktivität und Partizipation mit einschließen, muss die Therapieplanung diese Faktoren von Beginn an berücksichtigen. Das bedeutet, dass jede Therapie, ob Akutintervention oder Demenzbehandlung, den Aspekt der Teilhabe und Aktivität beinhalten muss. In einem Senio-

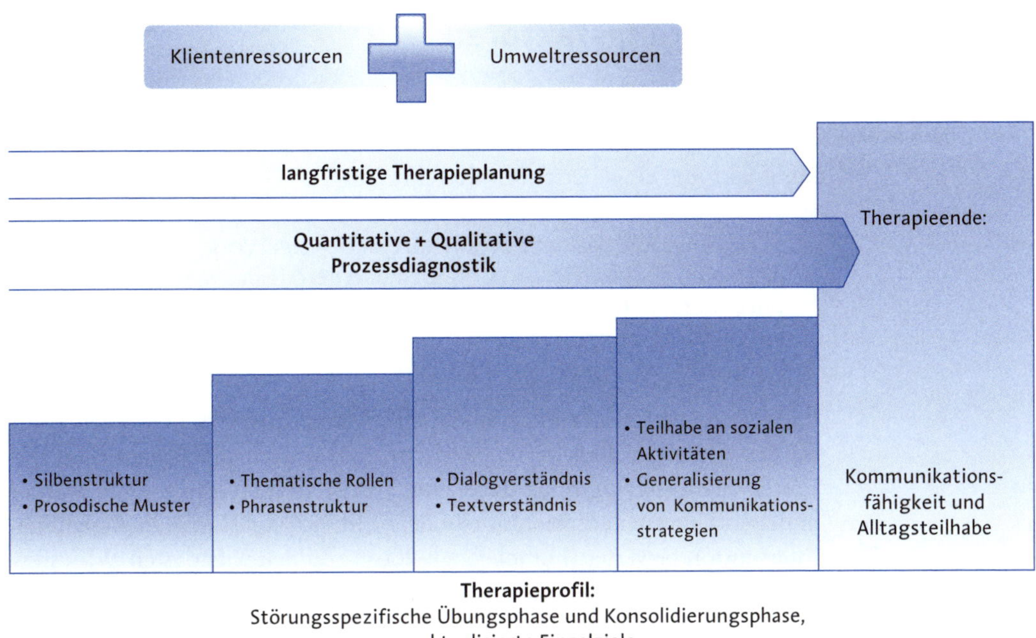

Abb. 30: Therapieprofil Aphasie

renheim ist es wichtig, dass sich die Klienten möglichst aktiv am Heimleben beteiligen. Trotz Demenz sollen Möglichkeiten entwickelt werden, damit die Klienten im Netzwerk Seniorenheim aktive Teilhabe am gemeinschaftlichen Leben haben können. Oftmals sind die Alltagsbedingungen in einem Seniorenheim für den dementen Klienten zu komplex und bereiten Angst. In der Therapie können Strukturierungs- und Orientierungsstrategien entwickelt werden, um einfache Abläufe besser zu verstehen und eingeschränkte Merk- und Erinnerungsfähigkeit damit zu entlasten.

Die Ergebnisse aus quantitativer und qualitativer Testung zeigen Art und Ausmaß der Kommunikationsstörung und die noch vorhandenen Ressourcen auf. Daraus ergeben sich Therapieprofil und -plan. Die Ergebnisse der verschiedenen Untersuchungen sind immer innerhalb bestimmter Schwankungsbereiche zu betrachten, da je nach Tagesform die psycho-physische Verfassung variiert. Jegliche Untersuchungsergebnisse sind eingebettet in ein individuelles Bedingungsgefüge, d.h., Persönlichkeitsstrukturen, soziale Faktoren und das jeweilige Ressourcenmanagement spielen eine Rolle.

4.2 Wirkungsfaktoren

Wirkungsforschung

Die eigentliche Intervention, wie sie in den Therapieplänen beispielhaft oder generell dargestellt wurde, ist in ein komplexes Geflecht von Wirkungsfaktoren eingebettet (Grohnfeldt 2007, 351):

> „Sprachtherapie ist immer ein interaktionaler Vorgang und damit nicht 100% objektivierbar. Dennoch und gerade deshalb ist die Effektivität der Maßnahmen zu begründen und das Ausmaß intervenierender Variablen zu erforschen."

Bevor das Ausmaß der intervenierenden Variablen erforscht werden kann, müssen diese Variablen näher bestimmt und untersucht werden. Die Psychotherapieforschung spielt dabei eine Vorreiterrolle. Vier Faktoren wurden in diesen Untersuchungen als besonders wirkungsvoll für die therapeutische Intervention bewertet (Hubble et al. 2001). Zu den wichtigsten Wirkungsfaktoren zählen die extratherapeutische Veränderung mit 40 % und die therapeutische Beziehung mit 30 % (Abb. 31). Extratherapeutische Faktoren können nicht vom Therapeuten beeinflusst werden; dazu rechnet man Klienten- und Umweltressourcen. Erwartungseffekte an die Wirkung der Therapie spielen mit 15 % eine geringere Rolle. Gemeint sind Faktoren wie das Wissen des Klienten um die Behandlung und die Glaubwürdigkeit, die er einer Methode schenkt. Methoden an sich tragen nur mit 15 % zur Wirkung bei.

Beziehungsgestaltung

Die Beziehungsgestaltung beeinflusst den Erfolg einer therapeutischen Intervention zu 30 %. Um die therapeutische Beziehung definieren zu können, muss man die historische Veränderung in der Definition von Beziehung vom letzten Jahrhundert bis heute betrachten. Freud (1912) definierte die Beziehung zu seinen „Patienten" unter den Aspekten der Übertragung

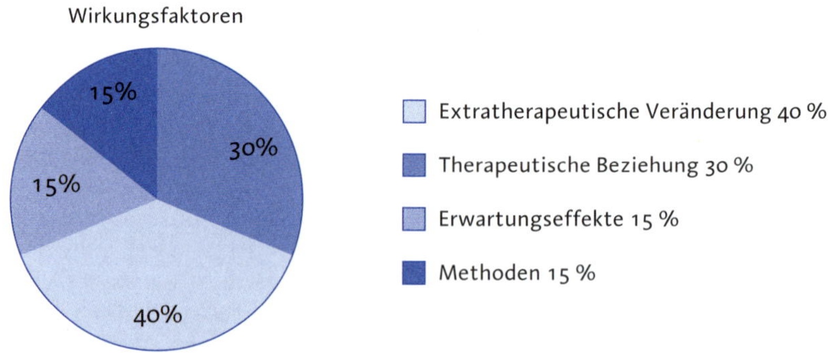

Abb. 31: Wirkungsfaktoren im Therapieprozess (Hubble 2001)

und Gegenübertragung. Diese psychodynamische Auffassung dominierte, bis Rogers (1951) eine neue Perspektive einführte. Er sah in der Art der Beziehungsgestaltung einen wesentlichen Wirkungsfaktor für den Erfolg der Therapie. In den letzten Jahrzehnten wurden diese divergierenden Psychotherapierichtungen umfassend auf ihre Wirksamkeit überprüft, um für die Psychotherapeutenausbildung die übergreifenden Wirkungsfaktoren herauszuarbeiten. Die Beziehungsgestaltung trat immer mehr in den Vordergrund (Grawe et al. 1994; Grawe 2000; Hubble et al. 2001; Ackermann / Hilsenroth 2003). Ein gelungener Beziehungsaufbau ist kein Zufallsprodukt, sondern das Ergebnis von professioneller und damit erlernbarer Beziehungsgestaltung. Hubble et al. (2001, 99) definieren die gelungene Beziehung als eine Ressource, die die „Selbsthilfebemühungen des Klienten erleichtert, unterstützt oder darauf fokussiert". Eine so gestaltete Beziehung schafft dem Klienten den sicheren Rahmen für das therapeutische Arbeiten. Das bedeutet, dass der Hauptakteur im therapeutischen Geschehen der Klient ist. Der Therapeut unterstützt ihn durch professionelle Beziehungsgestaltung, um den therapeutischen Prozess optimal zu entwickeln.

Sprachtherapie ist nicht mit Psychotherapie gleichzusetzen, dennoch müssen sich Sprachtherapeuten um die psychologischen Grundlagen der Beziehungsgestaltung kümmern. Forschungsergebnisse (Bachelor / Horvath 2001, 148) belegen, dass für die professionelle Beziehungsgestaltung Empathie ein wichtiges Wirkungsmoment darstellt. Empathisches Eingehen des Therapeuten auf den Klienten unterstützt die Entfaltungsmöglichkeit des Klienten und fördert damit wesentlich den Therapieprozess. Der Klient entwickelt Vertrauen in die Therapie und öffnet sich für den Therapieprozess. Ein Therapeut zeigt ein empathisches Verhalten, wenn er der Lebenswelt des Klienten und den geschilderten Problemen wertfrei gegenübersteht und ein Verständnis für die Lebenswirklichkeit des Klienten entwickelt und dies kommuniziert.

Grenzen setzen

Empathisches Verhalten steht nicht im Widerspruch zu Klarheit und Konsequenz. Kinder mit Sprachentwicklungsstörungen haben neben der auffälligen Produktion meist leichte bis deutliche Defizite in der Sprachperzeption. Hinhören, Zuhören und Folgen einer Anweisung sind damit erschwerten Bedingungen unterworfen. Umso wichtiger ist es, dass das Kind in der Therapie die Wirkung von Sprache erfährt. Eine kurze, einfache Anweisung muss vom Kind umgesetzt werden. Dadurch erlebt das Kind, dass Sprache etwas bewirken kann. Es erfährt unmittelbar, wie die sprachliche Äußerung in Handlung umzusetzen ist. Im Grenzensetzen wird dem Kind vermittelt, was eine sprachliche Aussage bedeutet. Sprache ist nicht die Begleitmusik, die uns ständig umgibt. Sie bedeutet, in Kontakt zu gehen und Beziehung herzustellen.

Empathisches Verhalten und Kindersprachtherapie: Toni, 4,5 Jahre, Sprachentwicklungsverzögerung, Vater alleinerziehend: Toni wird von seinem Vater seit zehn Einheiten zur Therapie gebracht. Die Therapiemappe wird oft zu Hause vergessen. Der Vater entschuldigt immer wieder, dass Spiel- und Übungsmaterialien verloren gehen und Anleitungen zu Hause nicht umgesetzt werden können. Die Therapeutin ist verärgert, sie fühlt sich in ihrer Arbeit nicht geschätzt. Um über den bisherigen Therapieverlauf sprechen zu können, vereinbart die Therapeutin mit dem Vater einen Gesprächstermin am Abend, ohne Toni. Hier lässt sich die Therapeutin die Lebensumstände erklären. Der Vater beschreibt die zeitlichen Probleme zwischen Arbeit, Haushalt und Förderung seines Sohnes. Er berichtet, dass er ein schlechtes Gewissen hat, Toni nicht optimal unterstützen zu können. Gleichzeitig erzählt er, wie gerne er mal wieder mit seinen Kollegen „auf ein Bier" gehen würde, dafür aber den Babysitter nicht bestellen möchte. Die Therapeutin formuliert: „Ihnen ist im Augenblick alles zu viel. Sie haben gar keine Zeit mehr für Ihre Interessen." Damit signalisiert sie ein Verständnis für die aktuelle Situation des Vaters. Der Vater entwickelt Vertrauen in die Therapie und öffnet sich für den therapeutischen Prozess. Natürlich hat er erwartet, dass die Therapeutin das unzureichende Üben anspricht. Das schlechte Gewissen des Vaters hatte die letzten Therapiestunden bereits überschattet. Im Gespräch sieht er sich in seiner schwierigen Lage verstanden und kann zusammen mit der Therapeutin Strategien entwickeln, wie sprachförderliche Aspekte im Alltag etabliert werden können, ohne viel Zeit zu kosten. Der Vater ist motiviert und kann dadurch mehr Ressourcen für Toni aktivieren als zu dem Zeitpunkt, als ihn negative Gefühle wie schlechtes Gewissen blockierten.

Sprachentwicklungsauffällige Kinder, die im Umsetzen von sprachlichen Anweisungen Probleme haben, reagieren häufig nicht auf eine Anweisung. Gleichzeitig reagieren die Eltern in diesen Situationen mit einer Fülle von Anweisungen. Es scheint der Versuch der Eltern zu sein, eine Reaktion des Kindes dadurch hervorzurufen, dass sie dieselbe Anweisung immer wieder umformulieren. Gleichzeitig wird auf Seiten des Kindes Sprache als etwas wahrgenommen, das sich in vielen Äußerungen ohne Einforderung von Konsequenz zeigt. Es fehlt die Handlung, um die sprachliche Anweisung zu erfassen und zu verstehen.

Beziehungsbruch

Hubble et al. (2001) untersuchten, welche Faktoren häufig zum Beziehungsbruch auf Seiten des Klienten bzw. Therapeuten führten:

- Klientenverhalten, das zum Bruch auf Seiten des Therapeuten führte, war z. B. der Ausdruck negativer Gefühle gegenüber dem Therapeuten, die Uneinigkeit über Therapieziele und Aufgaben in der Therapie, Vermeidungsmanöver wie Ignorieren einer Therapeutenäußerung oder Zuspätkommen
- Therapeutenverhalten, das auf Seiten des Klienten zum Bruch führte, war z. B. das zu drängende, zu zögerliche und nicht unterstützende Verhalten des Therapeuten, häufiger Methodenwechsel in der Therapie und persönliche Probleme des Therapeuten

Auffallend war, dass sich der Therapeut erst über die Unzufriedenheit des Klienten bewusst wurde, als dieser die Beendigung der Therapie ansprach. Dies zeigt, wie wichtig die kontinuierliche Beziehungskontrolle im Therapieprozess ist, um Unzufriedenheit auf Seiten des Klienten frühzeitig zu erkennen und darauf reagieren zu können, bevor es zum Abbruch der Therapie kommt.

Konsequenzen für die sprachtherapeutische Praxis

Was bedeuten diese Erkenntnisse der Psychotherapieforschung für die Praxis der Stimm-, Sprach- und Sprechtherapie?

Klienten sollen für die Therapie motiviert werden, d. h., sie müssen aufgeklärt werden, um die Therapieziele zu verstehen und dadurch eigenaktiv in der Therapie zu werden. Der Klient muss ausreichend Vertrauen in die Therapiedurchführung setzen können, damit er sich im Prozess entfalten kann. Es ist wichtig zu beachten, welche Ressourcen ein Klient in die

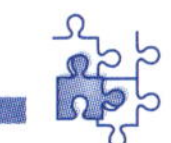

Empathie und Grenzen setzen in der Kindertherapie, Marc, 4,5 Jahre, Sprachentwicklungsstörung, 16 Einheiten: Die Therapeutin hat eine Parkgarage mit vielen Autos aufgebaut. Marc spielt sehr gerne mit Autos. An diesem Tag geht es um Verständnis und Produktion von komplexeren Sätzen. „Das blaue Auto und der rote Bus fahren in die Garage.“ Marc soll als Parkeinweiser die Autos einparken. Nach wenigen Minuten beginnt Marc die Autos zu werfen. Die Therapeutin sagt, dass die Autos kaputt gehen und nicht geworfen werden dürfen. Marc schaut die Therapeutin an und wirft das nächste Auto. „Halt, Marc!“, sagt die Therapeutin und hält Marc auf, das nächste Auto zu werfen. „Nein, keine Autos werfen! Die Autos fahren auf der Straße“, sagt die Therapeutin erneut in deutlichem Ton. „Marc, was darfst du nicht?“ Marc schaut die Therapeutin erschrocken an und sagt: „Mag nich spielen.“ Therapeutin: „Du magst nicht mehr spielen?“ Marc: „Spielen.“ Therapeutin: „Schön, das freut mich. Wir spielen weiter. Wir fahren mit den Autos. Du darfst sie nicht werfen.“ Die Einhaltung des Verbotes ist wichtig, damit die Bedeutung verstanden wird. Gleichzeitig beachtet die Therapeutin, dass die Anweisungen einfach genug sind. Neben der linguistischen Klarheit muss die Äußerung auf der paraverbalen Ebene von Stimmklang und Betonung ebenfalls eindeutig sein. Ein Verbot hat einen klaren Stimmklang. Durch freundliche Betonung wird ein Verbot ambivalent und missverständlich.

Therapie einbringt und welche Motivation zur Veränderung er hat. Der Therapeut erfährt im Anamnesegespräch und später vertieft in den Gesprächen zu Beginn einer Therapiesitzung den Bezugsrahmen des Klienten. Damit kann er immer mehr Ressourcen aktivieren, die die weiteren Therapieschritte unterstützen. Eine besondere Methode der Beziehungsgestaltung ist hierbei die therapeutische Gesprächsführung.

therapeutische Gesprächsführung

Die therapeutische Gesprächsführung kann die Beziehungsgestaltung optimal steuern. Es stehen verschiedenen Formen der therapeutischen Gesprächsführung zur Verfügung.

Beratungsgespräch

Im Beratungsgespräch kann es um Aufklärung und Informationsübermittlung gehen. Der Therapeut informiert über Hilfsangebote zum Alltagsmanagement, organisatorische und finanzielle Unterstützungsmöglichkeiten und Selbsthilfeorganisationen. Die genannten Ressourcen für den Klienten greifbar zu machen und dadurch Neuorientierungen zu entwickeln, sind mögliche Ziele eines Beratungsgesprächs. Hierbei zeigt sich ein eher direktiver Charakter des Gesprächs. Der Therapeut wird zum Ratgeber, wenn berechtigte Hoffnung auf Selbstregulation besteht (Ritterfeld 2003).

Selbstregulationsprozesse

Das direktive Ratgeben steht dem nondirektiven Begleiten von Selbstregulationsprozessen gegenüber. Dieses ist nicht gekennzeichnet vom Therapeuten als Ratgeber, der einen Informationsvorsprung hat, sondern vom Therapeuten, der sich um das Verstehen der subjektiven Sichtweisen des Klienten bemüht. Der Therapeut bemüht sich hierbei, den Problemlösungsprozess des Klienten in konstruktive Bahnen zu lenken. Mutzeck (1997) beschreibt, dass Beratung zwischen den beiden Polen der gezielten Beeinflussung und direkten Lenkung einerseits und einer Selbststeuerung und Hilfe zur Selbsthilfe andererseits steht.

Klientenfaktoren

Die extratherapeutischen Faktoren haben mit 40 % die größte Wirkung im Therapieprozess (Abb. 31). Es geht um Faktoren, die ein Klient in die Therapie mitbringt, z. B. seine Lebensgeschichte, Schwere der Störung, Persönlichkeitsstruktur, Bereitschaft zur Einstellungsveränderung, Bewältigungs- und Klärungsfähigkeit. Diese Faktoren sind Teil des Klienten und werden gleichzeitig durch die Umwelt beeinflusst. Die Motivationsfähigkeit des Klienten ist wiederum im Spannungsfeld zwischen Therapeut und Klient anzusiedeln, aber genauso durch Lebenserfahrung beeinflusst.

Umweltressourcen

Umweltressourcen, die Einfluss auf die Therapie haben, zeigen sich in finanziellen und materiellen Faktoren wie Behandlungsfinanzierung, Lebensgrundlagen, räumliche Ausstattung der Wohnung, Ausbildungsfinanzierung. Zur Therapiedurchführung gehören nicht nur Klient und Therapeut. Therapie findet in einem sozialen Netzwerk statt, das den Therapieprozess unterstützen und ebenso belasten kann. Die Kommunikationsstörung, der Umgang mit ihr und ihre Bewältigung haben Auswirkungen auf das soziale Netzwerk. Eine Sprachstörung, egal ob es sich um eine Aphasie, Redeflussstörung oder Sprachentwicklungsstörung handelt, beeinflusst das System von Familie, Angehörigen und Bezugspersonen. Angehörige können den Therapieprozess sehr unterstützen (Herrmann et al. 1989; Hemsley/Code 1996). Gleichzeitig muss bedacht werden, dass sie ebenfalls unter der Störung oder Behinderung leiden und deshalb teilweise selbst therapeutische Unterstützung brauchen. Angehörige im Therapieprozess stehen im Spannungsfeld zwischen Co-Therapeuten und Klienten. Einerseits übernehmen sie semiprofessionell therapeutische Arbeit, andererseits brauchen sie selbst therapeutische Hilfe. Es ist daher zu beobachten, in welchem Beziehungsverhältnis sich der Angehörige zum jeweiligen Zeitpunkt befindet. Der Lebenspartner eines Klienten nach Schlaganfall oder die alleinerziehende Mutter eines Kindes mit einer Sprachentwicklungsstörung, beide möchten den Therapieverlauf optimal unterstützen, müssen aber gleichzeitig die Grenzen ihrer eigenen Ressourcen erkennen und akzeptieren.

Elternberatung – Elternarbeit – Elterntraining

In der Kindersprachtherapie ist die Einbeziehung der Eltern in die Therapie eine Selbstverständlichkeit. Dennoch sind Form und Intensität der Einbeziehung variabel und vom Alter des Kindes abhängig. So gibt es z. B. in der Frühintervention mit zweijährigen Kindern sehr unterschiedlich propagierte Konzepte in Bezug auf die Intensität der Teilhabe an der Therapie. Es gibt Elterntrainingskonzepte, die vorsehen, dass nur mit den Eltern gearbeitet wird. Ihr Ziel ist es, das Kommunikationsverhalten der Eltern sensibel dahingehend zu verändern, dass es sich für das Kind optimal sprachfördernd auswirkt. Andererseits gibt es Konzepte, nach denen mit Eltern und Kind gearbeitet wird, und Konzepte, die Elternberatung und Kindertherapie anbieten. In der Regel wollen Eltern die Therapie aktiv begleiten. Sie werden daher vom Therapeuten angeleitet, wie sie dies optimal leisten können. Das setzt voraus, dass sie zumindest in Ansätzen verstehen, was in der Therapie erreicht werden soll. Klar verständliche Aufklärung über die Sprachstörung und ihre Auswirkungen auf den Alltag sind der erste Schritt.

Das kindliche Spiel

Spiel ist ein wichtiger Motor in der Kindertherapie. Spezifische Therapieziele werden dem Kind in spielerischer Form angeboten. Dies fördert die Motivation und Lernfähigkeit des Kindes. Dadurch erwirbt es die noch fehlenden Kompetenzen für den Spracherwerb. Diese Methode muss den Eltern erklärt werden. Einerseits, damit sie den Wert des Spiels in der Therapie erkennen und nicht irritiert sind, wenn „nur“ gespielt wird. Andererseits, um zu verhindern, dass Sprachförderung zu Hause zum reinen Funktionstraining wird und somit das Kind schnell demotiviert ist.

Schuldgefühle

Eltern fühlen sich häufig für die Sprachstörung ihrer Kinder in einer gewissen Form verantwortlich. Sie leiden deshalb an Schuldgefühlen, die die Sprachtherapie belasten. In einem Gespräch sollte über Mitverantwortung und Schuldgefühle gesprochen werden, um die Beziehung zu Eltern und Kind nicht unnötig zu belasten. Häufig spielen Zukunftsängste der Eltern eine eher hemmende Rolle für den Therapieerfolg. Dadurch wird das Kind erheblichem Druck ausgesetzt, der den therapeutischen Prozess hemmt. Gleichzeitig sollte der Therapeut Verständnis für die Sorgen der Eltern haben, wenn es um Einschulung, Schulabschluss oder gar die Unterbringung in beschützenden Einrichtungen geht. Eltern brauchen Zeit und professionelle Unterstützung, wenn sie sich mit dem Thema Behinderung auseinandersetzen.

Angehörigenberatung: Betroffene und Co-Therapeuten

Angehörigenberatung ist ein wesentlicher Aspekt im Therapieprozess. Bei neurologischen Störungen geht es einerseits um Krisenbewältigung des Klienten im Alltag, andererseits um Neuorientierung in der Partnerschaft. Eine Sprachbehinderung kann zu einer enormen Beziehungsbelastung werden. Dieses Problem in Beratungsgesprächen zu thematisieren, hilft Angehörigen, besser mit der Belastung umzugehen. Die plötzlich verloren gegangene Kommunikationsfähigkeit durch Schlaganfall, Stimmbandlähmung oder andere Erkrankungen stellen für den Klienten und seine Angehörigen eine einschneidende persönliche und soziale Veränderung dar (Schlote / Richter 2008).

Für den Bereich der Dysphagie gibt es das Konzept der strukturierten Angehörigenberatung (Hiller 2008). Hier werden Hilfestellungen klar und verständlich formuliert. Der Angehörige oder Lebenspartner will sich meist aktiv am Therapieprozess beteiligen. Er leidet unter der Störung und will somit zur Behebung beitragen. Ohnehin ist er nach dem Klinikaufenthalt derjenige, der am meisten mit dem Klienten kommuniziert. Dies kann Belastung und Chance zugleich sein. Der Therapeut muss mit dem Angehörigen besprechen, wo er den Klienten sinnvoll unterstützen kann. Gleichzeitig muss klargestellt werden, dass zu viel Unterstützung die Eigenaktivität des Klienten bremst.

In jedem Fall muss der Klient gefragt werden, ob und in welcher Form er Unterstützung wünscht. Für eine Beziehung wird es sehr belastend, wenn der Lebenspartner den Klienten ständig korrigiert und der Tagesablauf nur noch aus Therapie besteht. Es kommt nun nicht zum Bruch der Klient-Co-Therapeuten-Beziehung, sondern zum Bruch der Partnerbeziehung und diese stellt für den Klienten eine wesentliche Stütze in der Krisenbewältigung dar.

4.3 Gestaltung

Therapiesitzung

Therapie bezieht sich sowohl auf den Ablauf in einer tatsächlichen Sitzung als auch auf den langfristigen Verlauf vom Therapiebeginn bis zum -ende. Mit dem Begriff Therapiebeginn kann sowohl der Beginn des gesamten Prozesses als auch der Beginn der einzelnen Sitzung gemeint sein. Beides muss gesondert betrachtet werden.

Die erste Sitzung

Mit der Auswertung der gewonnenen Informationen kann das Therapieprofil unter Beachtung der persönlichen und sozialen Ressourcen entwickelt werden. Entsprechend diesem Profil wird ein Therapieplan erstellt und die erste Behandlung beginnt. Diese ist in der Regel nicht das erste Zusammentreffen mit dem Klienten, da im Vorfeld Diagnostik stattfand.

Die Gestaltung der eigentlichen Therapiesitzung (Abb. 32) setzt sich aus vier Bereichen zusammen. Zum einen spielen Faktoren der Strukturqualität wie Raumbeschaffenheit und Material eine Rolle, zum anderen Faktoren der Prozessqualität wie Methodenwahl, Ziel- und Beziehungsgestaltung.

Therapieraum

Optimal für das Setting ist ein Therapieraum, der nicht durch Reizüberflutung von den Therapiezielen ablenkt und durch klare Strukturen für eine entspannte Atmosphäre sorgt. Dies variiert je nachdem, ob es sich um eine

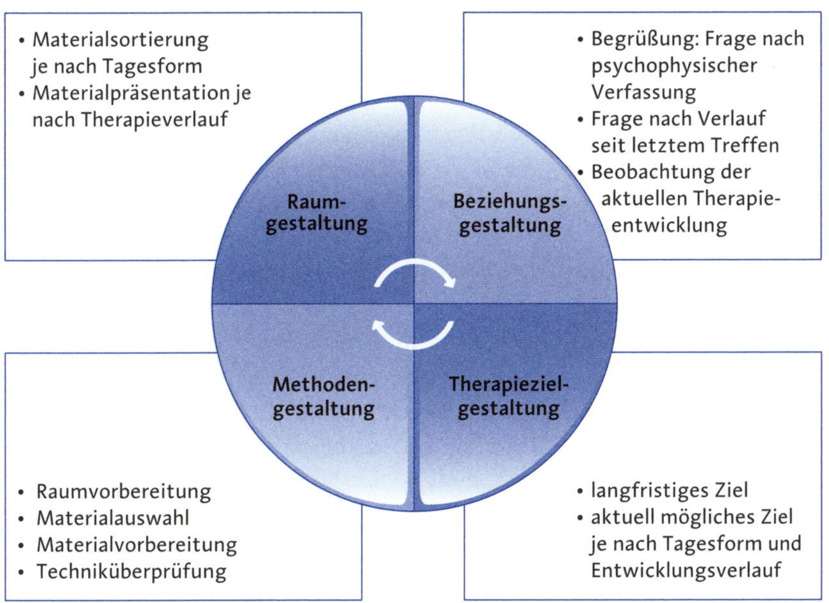

Abb. 32: Gestaltung der Therapiesitzung

Erwachsenentherapie oder Kindertherapie handelt. Lichtverhältnisse, Ruhe, Reizsteuerung und Sitzauswahl sollten nicht dem Zufall überlassen werden. Oft nehmen Therapeuten in der Alltagsroutine und durch Zeitdruck diese anscheinenden Nebensächlichkeiten nicht mehr wahr. Sie beeinflussen jedoch erheblich Wohlfühlen, Aufmerksamkeitsleistung und Entspannungsfähigkeit des Klienten. Zur Therapievorbereitung bei einem Zweijährigen wird eine Spielauswahl auf dem Teppich bereitgelegt. Ein vierjähriges Kind hingegen mag im Sinne der Eigenaktivität selbst eine Auswahl der Spiele treffen. Hier kann der Therapeut eine Vorauswahl zur Verfügung stellen. Eine Sensibilisierungstherapie bei einem Erwachsenen, z. B. nach Zungengrundkarzinom, macht eine völlig andere Vorbereitung notwendig. An erster Stelle steht die sachgerechte und hygienische Durchführung der Behandlung im Mundraum. Grundkenntnisse von Desinfektionsstoffen, Einwirkzeiten und Hygienevorschriften sind wesentlich. Jede Praxis, Einrichtung oder Klinik muss den behandelnden Therapeuten mit den Hygienevorschriften vertraut machen, um die Desinfektion von Räumen und Material sicherzustellen. Im täglichen Therapieablauf, der gerade wegen der entspannten Atmosphäre nicht so sehr einer medizinischen Behandlung gleichen soll, müssen trotzdem alle Hygienevorschriften eingehalten werden.

Technikeinsatz

Zur Vorbereitung der Therapie gehört auch der sichere und routinierte Umgang mit der notwendigen Technik. Technische Unterstützung in der Therapie kann sich auf Dokumentationshilfen am Computer, digitale Therapieprogramme, Stimm- und Sprechaufnahmen, Stimmanalyseprogramme oder Reizstrombehandlung beziehen. Eine Einführung in diese Programme ist für die richtige Anwendung Voraussetzung. Die Arbeit mit Reizstromgeräten und Stimmfeldmessgeräten erfordert eine umfassende Einweisung. Alle Geräte, die in Einrichtungen, Kliniken oder Praxen verwendet werden, müssen den Anforderungen des Medizinproduktegesetzes (MPG) entsprechen. Außerdem sind die Medizinprodukte-Betreiberverordnung (MPBetreibV) und deren Sicherheitsbestimmungen zu beachten. Technische Unterstützung kann Therapie noch effektiver machen. Die häufige Konfrontation des Klienten mit dem eigenen Sprechen in verschiedenen Situationen verändert wesentlich seine Wahrnehmung und beschleunigt damit den Therapieerfolg. Sprechaufnahmen dienen nicht nur der Analyse zu Diagnostikzwecken, sondern verbessern die Selbstregulation des Sprechens und der Stimmgebung. Digitale Sprechtrainingsprogramme im Bereich der Aphasie- oder Kindersprachtherapie sind eine gute Abwechslung zur konventionellen Therapie. Der Vorteil dieser Computerprogramme ist, dass sie auf das Lernniveau des Benutzers eingestellt werden können und dadurch ein individualisiertes Training ermöglichen. Dies trägt sehr zur Motivation der Klienten bei. Denn sie schätzen es, wenn sie neben der therapeutischen Intervention eigenaktiv an Programmen arbeiten können, um selbstständig ihren Trainingserfolg zu beeinflussen.

Therapiematerial

Die Wahl des Therapiematerials ist vom Klienten, dem Störungsbild und ebenso von räumlichen Bedingungen abhängig. Zur Anbahnung des Schluckens in einer Klinik bringt der Therapeut das notwendige Therapiematerial z. B. ins Klientenzimmer mit. Außerdem kann die Schlucktherapie genau zur Essenszeit durchgeführt werden, um im Sinne der Essensbegleitung die Therapie zu entwickeln. Im Bereich der Kindertherapie kann das Frühstück in einer integrativen Einrichtung der geeignete Zeitpunkt sein, um das neu entwickelte Schluckmuster beim Essen zu etablieren. Bei einer Stimmtherapie in einer Praxis ist als Material zu Beginn vielleicht nur eine Decke und ein Teppich erforderlich, um im Liegen die ersten Entspannungsübungen durchzuführen. Für eine Kindertherapie sind Spielmaterialien Voraussetzung, die gemäß dem Therapieplan das aktuelle Therapieziel unterstützen. Das Spielmaterial soll das Kind anregen, eine natürliche Spielsituation schaffen und gleichzeitig nicht zu einer Reizüberflutung führen. Selbstverständlich muss das Material so ausgewählt werden, dass keine Verletzungsmöglichkeiten entstehen.

Diese Fragen sollen zeigen, dass ein therapeutisches Angebot vielfältig bedacht werden muss. Computerspiele bieten die Möglichkeit, das therapeutische Angebot flexibel und individuell zu gestalten. Je nach Interesse

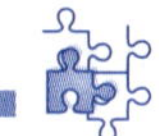

Wahl des Therapiematerials, Frank, 7,2 Jahre, Schulprobleme, Verdacht auf Sprachverständnisstörung und/oder auditive Verarbeitungs- und Wahrnehmungsstörungen: Erstes Ziel der Therapie bei Frank ist, die Aufmerksamkeit zu steuern und die Aufmerksamkeitsspanne zu verlängern. Nach der Schule ist Frank nicht davon begeistert, schon wieder lernen zu müssen. Schule und Arbeitsblätter sind negativ besetzt. Computerspiele macht er gerne. Aus diesem Grund wird mit einem Computerprogramm gearbeitet, das Aufmerksamkeitslenkung und auditive Merkspanne fördert. Natürlich könnte das gleiche Ziel mit Realspielmaterialien erreicht werden. Beim Therapieziel Förderung der auditiven Merkspanne soll die Merkspanne für Begriffe erweitert werden. Ein klassisches Spiel, das schon viele Generationen überdauerte, ist „Koffer packen". Das Prinzip erscheint einfach, im Detail muss aber vieles bedacht werden:

- Wie gut ist die Hörfähigkeit des Kindes? Gibt es Unterschiede zwischen rechts und links? Wo sitzt der Therapeut? Werden die Begriffe zur Optimierung beidseitig mit Kopfhörern angeboten?
- Wie gut ist die Raumakustik, die den Sprachschall beeinflusst?
- Werden die Begriffe nur auditiv oder anfangs visuell und auditiv angeboten? Sind die visuellen Angebote für das Kind erkennbar?
- Wie ist der passive und aktive Wortschatz des Kindes bzgl. der Begriffe? Kennt das Kind alle Begriffe ausreichend?

kann mit Alltagsgeräuschen begonnen werden, um zu Tierstimmen überzugehen und schließlich mit Begriffen aus dem Lebensumfeld des Kindes zu arbeiten. Eine Erhöhung der Anforderungen erreicht man, wenn mit Hintergrundgeräuschen gearbeitet wird, um Alltagssituationen wie Schullärm zu simulieren, die bekanntermaßen die auditive Aufmerksamkeitsleistung wesentlich mit beeinflussen.

Die eigentliche Therapiesitzung lässt sich in Phasen aufteilen, die sich in jeder Sitzung wiederholen (Abb. 33).

Begrüßung

Der Beginn einer Therapiesitzung geht über die bloße Begrüßung hinaus. Es ist der Zeitpunkt der Beziehungsaufnahme. Die aktuelle Befindlichkeit des Klienten wird erfragt. Der Umgang des Klienten mit den eignen Ressourcen ist im Gespräch ebenso Thema wie die Umsetzung der aktuellen Therapieziele im Alltag. Dieser Beginn einer Sitzung ist gekennzeichnet vom Hier und Jetzt der persönlichen Situation des Klienten. Im Falle eines erwachsenen Klienten kann dies eine Unterhaltung über die aktuelle Befindlichkeit, den Verlauf der Arbeitswoche und die gesamte psycho-physische Verfassung sein. Im Falle eines Kindes ergründet der Therapeut indirekt, wie es dem Kind geht, wie seine psycho-physische Befindlichkeit ist. Diese Hier-und-Jetzt-Analyse beeinflusst die Bestimmung des aktuellen Therapieziels und die Wahl von Methode und Material. Nicht selten müssen Therapeuten an dieser Stelle hohe Flexibilität und Professionalität beweisen und den aktuellen Therapieplan an die Tagesform anpassen. Bei eingeschränkter Kommunikationsfähigkeit ist diese Aufgabe erheblich schwieriger. Therapeutische Alltagsroutine und Zeitdruck in Praxis oder Klinik dürfen trotzdem nicht dazu führen, dass Individualität und Befindlichkeit des Klienten missachtet werden.

Wiederholung

Die folgende Phase der Wiederholung ist gekennzeichnet durch das Anknüpfen an die vorausgegangenen Therapieziele. Was wurde bisher erreicht

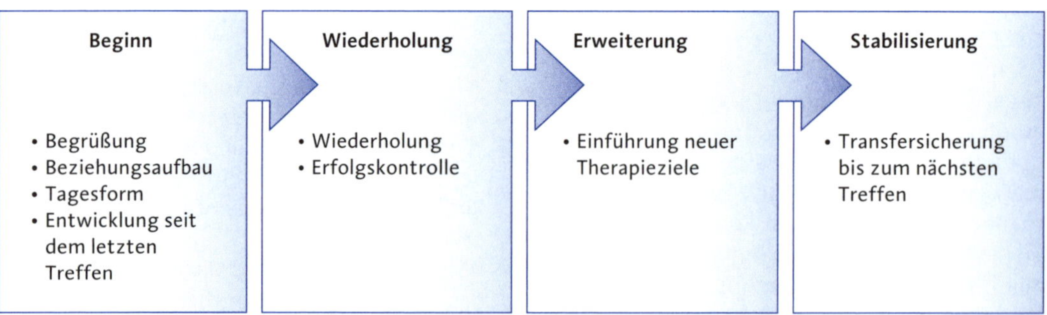

Abb. 33: Phasen der Therapiesitzung

und was hat bis heute Bestand? Therapieerfolge sind schwankend und von Tagesformen und Stabilisierungsmechanismen abhängig. Ein Ziel, das gestern erworben wurde, kann am nächsten Tag dennoch wieder verloren sein. Das Thema Transfersicherung wird in Kapitel 4.6 ausführlich behandelt. Das Anknüpfen an ein schon erreichtes Ziel ist wünschenswert, dennoch nicht immer möglich. Für den Klienten ist das Erkennen dieses Verlustes sehr enttäuschend. Der Therapeut muss in diesem Falle die Enttäuschung des Klienten ansprechen und die psycho-physische Stabilität stützen.

Erweiterung

Ein neues Therapieziel in der Phase der Erweiterung baut auf den bereits stabilen Zielen auf und erweitert diese. Konkret auf die Kindertherapie bezogen, kann der Therapeut durch die Wahl eines schon bekannten Spieles herausfinden, ob sich das Therapieziel der letzten Woche als stabil erwiesen hat. Im Anschluss besteht die Möglichkeit, neue Ziele in der Phase der Erweiterung einzuführen, die auf den bestehenden Zielen aufbauen. Ein neues Ziel muss sensibel an die Kompetenzen und Befindlichkeiten des Klienten angepasst sein und in der Therapiestunde sicher verankert werden. Nur so kann sich eine Transferleistung im Alltag entwickeln. Unklare Ziele überfordern den Klienten und demotivieren ihn.

Stabilisierung

Am Ende der Sitzung wird der Vater oder die Mutter dazugeholt und es wird gemeinsam mit dem gleichen Material gespielt. Dies ist für das Kind sehr motivierend. Kinder zeigen in der Regel den Eltern sehr gerne, was sie vorbereitet haben und was als Spiel mit nach Hause genommen werden darf. Durch das häusliche Spiel wird in kindgerechter Form ein aktuelles Therapieziel im Alltag des Kindes verankert. Voraussetzung ist, dass das neue Ziel in der Stabilisierungsphase so aufbereitet wurde, dass es als Spiel oder Übung gut realisierbar ist. Übungseinheiten für Erwachsene müssen einfach und zeitökonomisch im Klientenalltag erprobt werden können. Die ständige Verankerung in Alltagsroutinen festigt aktuelle und langfristige Ziele.

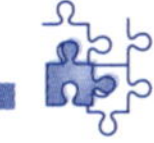

Junge, 4,9 Jahre, Sprachentwicklungsstörung: In der Kindertherapie wird das Ziel in eine spielerische Form gebracht. Therapeutin und Kind spielen mit Bildkarten. Das Ziel ist z.B. die Verb-Argument-Struktur (Siegmüller/Kauschke 2006). Zu Beginn geht es um die Perzeptionsleistung von Sätzen wie „Der Junge isst den Apfel. Der Junge schält den Apfel." Ist das Verstehen sicher, folgt die Produktion. Für das Spiel mit Vater/Mutter werden Spielkarten für den häuslichen Gebrauch vorbereitet. Das Kind ist sich in der Durchführung des Spiels mittlerweile sicher.

4.4 Prozessqualität

Kundenzufriedenheit

Der Therapieprozess verläuft vom Erstgespräch über die Diagnostik bis zum Abschluss der Therapie. Methoden und Hintergründe der Diagnostik wurden bereits in Kapitel 2 ausführlich dargestellt.

Zusammengefasst heißt das, dass quantitative und qualitative Testverfahren, Anamnesedaten in Form eines Gespräches mit oder ohne Fragebogenunterstützung und Klientenerwartungen im Sinne von Behandlungswünschen erhoben wurden. Für den Therapieprozess ist es von Bedeutung, die Wünsche und Erwartungen des Klienten zu erfragen. Was kann durch die Therapie minimal und maximal erreicht werden? Welche Möglichkeiten sehen der Klient, die Eltern oder der Lebenspartner, um die Ziele im Alltag optimal umzusetzen? Wo erwarten sie besondere Schwierigkeiten in der Umsetzung und was traut sich der Klient selbst zu? Durch diesen Austausch kann der Therapeut erfahren, wie sich der Klient selbst einschätzt und welche Ziele ihm besonders wichtig sind. Durch Aufklärung über die therapeutischen Möglichkeiten und Erläuterung der Methoden können falsche Hoffnungen vermieden werden, die sich in Unzufriedenheit verwandeln. Außerdem wird die Eigenaktivität durch die Einbindung in den Therapieprozess gefördert. Ein Klient beteiligt sich mehr am Therapiegeschehen, wenn er seinen Anteil am Geschehen erkennt. Durch das Verständnis für den Therapieprozess und die angewandten Methoden erkennt der Klient seine Entwicklung besser, auch wenn es kleine Schritte sind, und ist dadurch motivierter.

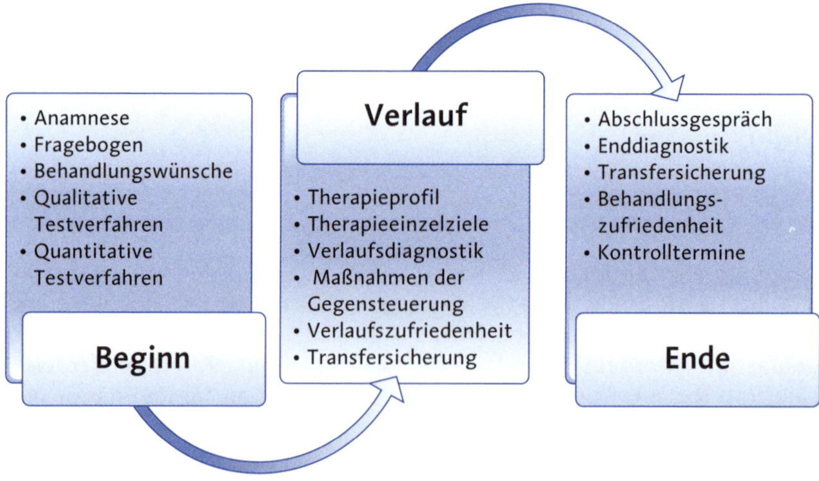

Abb. 34: Therapie als Prozess

Therapieverlauf

Abbildung 34 zeigt den Gesamtprozess der Therapiesteuerung. Nach Anamnese und Diagnostik folgt die Hauptphase der Therapie. Das Thema Therapieplanung wurde im vorangegangenen Kapitel erarbeitet. Der Therapieplan erklärt, wie Einzelziele und langfristige Ziele ineinandergreifen. Hier erfolgen die Abstimmung der Therapieziele und die Methodenauswahl. Regelmäßige Kontrollen überprüfen den Therapieerfolg und bestätigen das Vorgehen oder machen eine Gegensteuerung notwendig. Während des gesamten Therapieverlaufs muss die Transfersicherung schrittweise umgesetzt werden. Therapieziele müssen so gestaltet sein, dass sie im Alltag zu verankern sind. Außerdem sollte die Zufriedenheit des Klienten mit dem Verlauf der Therapie immer wieder hinterfragt werden. Die Motivationsfähigkeit des Klienten hat für den Therapieprozess eine große Antriebskraft und ist durch Stagnation und Misserfolg gefährdet. Sobald die Therapieziele erreicht sind und diese im Alltag bestehen bleiben oder durch sprachtherapeutische Maßnahmen keine weiteren Veränderungen mehr in Aussicht zu stellen sind, ist das Therapieende erreicht. In einer Enddiagnostik wird überprüft, was auf quantitativer und qualitativer Ebene erreicht werden konnte. In einem Abschlussgespräch werden der weitere Verlauf, die Alltagsumsetzung und die Zufriedenheit mit den Ergebnissen erfragt. Mögliche Kontrolltermine können die Alltagsstabilität überprüfen.

durchschnittliche Behandlungsdauer

Das Wissenschaftliche Institut der AOK (WIdO 2007) veröffentlicht im Heilmittel-Report die durchschnittliche Behandlungsdauer. Die mittlere Behandlungsdauer liegt bei 35,5 Sitzungen. Diese Zahlen sind natürlich auch durch die Vorgaben der Heilmittelrichtlinien sehr beeinflusst. Auf die Störungsbilder bezogen beträgt die mittlere Behandlungsdauer bei leichten phonetisch-phonologischen Störungen 26, bei schweren 39 und bei spezifischer Sprachentwicklungsstörung 43 Behandlungseinheiten. Das bedeutet, dass der Therapieprozess sich im Durchschnitt über 35,5 Sitzungen erstreckt.

Prozessqualität

In Kapitel 1 wurde auf der Grundlage von Qualitätssicherung Struktur-, Prozess- und Ergebnisqualität erläutert. Der Therapeut sorgt für eine optimale Prozessqualität, wenn er die Wirkungsfaktoren im Therapieprozess konsequent kontrolliert.

Prozesskontrolle

Durch eine Prozess- oder Verlaufsdiagnostik wird der Therapieverlauf überprüft. Als Methoden gelten Gespräch, standardisierte Beobachtung, Befragung, standardisierte und / oder normierte Testung. Weitere Kontrollmechanismen im Therapieprozess sind Intervision, Supervision und Fallvorstellung. In der Intervision kann im kollegialen Austausch ein Therapieteilprozess dargestellt und hinterfragt werden. In regelmäßigen Supervisionen, die für Therapeuten verpflichtend sind, werden Schwierigkeiten im Therapieprozess aus verschiedenen Blickwinkeln beleuchtet. Eine Fallvorstellung kann Teil einer Supervision sein; sie ist in der Regel umfassender und demonstriert einem Fachpublikum den gesamten Therapieverlauf. Supervisionen in der Sprachtherapie können zum einen eine fachliche, d. h. sprachtherapeutische, Ausrichtung haben. Hier werden alle Fragen um das sprachtherapeutische Geschehen reflektiert. Da Sprachtherapie immer in einem psychosozialen Rahmen stattfindet, ist eine psychologische Supervision ebenfalls wünschenswert. Dadurch können die Sprachtherapeuten ihre Probleme und Ängste reflektieren, die in der Arbeit mit Klienten auftreten. Woher kommt die Wut gegen einen Klienten, warum fühlt sich ein Therapeut durch einen Klienten immer angegriffen oder weshalb fühlt sich der Therapeut in seiner Handlung durch den Klienten nicht ernst genommen? Diese und ähnliche Fragestellungen können in psychologischen Supervisionen erörtert werden. Sprachtherapeutische Supervision ist von psychologischer Supervision zu trennen, da sie von unterschiedlichen Fachdisziplinen abzuhalten ist.

Definition

„**Supervision** ist ein fachlich versierter und methodisch geschulter Beratungsprozess mit dem Ziel der Erweiterung der Fach- und Handlungskompetenzen sowie der Vermittlung von Lerninhalten und fachspezifischem Wissen. Sie orientiert sich an den speziellen Bedingungen des jeweiligen Arbeitsfeldes, leitet Lernprozesse an und ermöglicht den Supervisanden die kritische Reflexion und eigenaktive Erarbeitung von Fachwissen und Handlungsalternativen. Daher hat sie keine Kontrollfunktion, stellt keine Belehrung der Supervisanden dar und gibt keine Handlungsvorschriften. Alltagsrelevante Maßnahmen, die die Supervisanden zur Optimierung ihrer Tätigkeit im eigenen Berufsfeld umsetzen sollen, können nur selbstgesteuert und eigenmotiviert erarbeitet werden. Aufgabe der Supervision ist es, diesen Prozess professionell und sachkundig anzuleiten und zu unterstützen. Im Sinne der Beratung und Begleitung der Berufspraxis ist Supervision ein Bestandteil der Prozessqualität: Sie trägt zur Steigerung und Sicherung der Therapiequalität bei. Darüber hinaus erfüllt die Supervision selbst die Anforderungen an Struktur-, Prozess- und Ergebnisqualität." (Deutscher Bundesverband der akademischen Sprachtherapeuten, *www.dbs-ev.de*).

Wirkungsfaktoren

Zur Begutachtung der Prozessqualität müssen die in Kapitel 4.2 beschriebenen Wirkungsfaktoren überprüft werden. Grundlage ist die Strukturqualität, d. h. fundierte Aus- und Fortbildung, ausreichende Ausstattung und passendes Therapiematerial. Im Schritt der Wirkungskontrolle müssen alle Faktoren, die den Therapieerfolg beeinflussen, überprüft werden.

Raumgestaltung

Ist der Therapieraum so gestaltet, dass er diese spezielle Therapie optimal unterstützt? Ein erwachsener Aphasiker ist irritiert, wenn das Arbeitsmaterial zwischen Kinderspielzeug hervorgezogen wird oder gar aus dem Bereich des Kinderspielmaterials verwendet wird. Ein Therapeut mit einem sehr hyperaktiven Kind wird den Therapieraum reizarm und mit Material gestalten, das nicht zu Verletzungen führt. Für Atemübungen am Boden ist eine angenehme Liegemöglichkeit notwendig, die den Klienten nicht von den eigentlichen Zielen ablenkt.

Beziehungsgestaltung

Die Beziehungsgestaltung muss im gesamten Therapieprozess überprüft und überdacht werden. Beziehungspflege endet nicht mit dem Anamnesegespräch. Der Therapeut muss kontinuierlich hinterfragen, wie es um das psycho-physische Befinden des Klienten steht. Er muss die Bedürfnisse seines Klienten erkennen und gleichzeitig die Schwächen mit einbeziehen.

Interventionsflexibilität

Ein weiterer Parameter ist die aktuelle Gestaltung der Intervention. Diese ergibt sich aus dem Zusammenspiel des aktuellen und langfristigen Therapieziels. Der Therapeut wird sich in der Vorbereitung entscheiden, welches Therapieziel nach dem Verlauf der letzten Therapiesitzung das adäquate ist und mit welchen Methoden man es erreichen kann. Hierbei muss das Therapieziel an die Tagesverfassung des Klienten angepasst werden. Dies kann

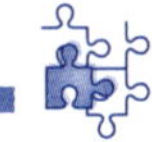

Beziehungsgestaltung, Frau, 47 Jahre, Dysphonie: Für die zwölfte Therapiestunde hat sich der Therapeut vorgenommen, intensiv am weichen Stimmeinsatz zu arbeiten. Die Klientin kommt zu spät zur Therapie. Der Therapeut wartet schon ungeduldig und leicht verärgert. Als die Klientin endlich kommt, erwähnt er, dass sie sich wohl sehr abhetzen musste, um noch zur Therapie zu kommen und ihr heutiger Arbeitstag sehr anstrengend gewesen sein muss. Bewusst trennt sich der Therapeut von seinem persönlichen Ärger über das Zuspätkommen und versucht den Bezugsrahmen der abgehetzten Klientin empathisch zu erfassen. Die Klientin berichtet von ihrem Stress am Arbeitsplatz und dem Problem, nie pünktlich ihren Schreibtisch verlassen zu können. Hierin erkennt der Therapeut häufig wiederkehrende Stressfaktoren, die sich im Tagesablauf der Klientin manifestieren. Die optimale Intervention ist daher ein therapeutisches Gespräch, das diese Faktoren aufdeckt, da sie zu Tonuserhöhung und Hochatmung führen. Das empathische Nachfragen des Therapeuten schafft Vertrauen und die Klientin öffnet sich. Sie ist bereit, darüber nachzudenken, wie man die immer wiederkehrenden Stressfaktoren am Arbeitsplatz abbauen könnte. Durch das Gespräch kann es zur Einstellungsänderung kommen. Der Stress am Arbeitsplatz wird differenzierter betrachtet. Stressfaktoren, die veränderbar sind, werden verändert. Andere Faktoren führen durch die innere Einstellung der Klientin erst zum Stress. Hier kommt es nun zur notwendigen Einstellungsveränderung. Gleichzeitig können zusätzlich Entspannungsmethoden erarbeitet werden, die sogar im Büro durchgeführt werden können.

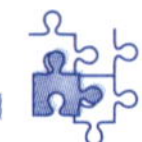

Sprachtherapie: Junge, 5 Jahre, massive Sprachverständnisstörungen: Der Junge kommt sehr unmotiviert, da er lieber ein Computerspiel zu Hause zu Ende gespielt hätte. Die Mutter versucht ihn zu motivieren und verspricht ihm, eine Belohnung mitzubringen, da sie während der Wartezeit einkaufen geht. Der Junge bricht unvermittelt in Tränen aus, was die Mutter verärgert, da sie ihm doch gerade eine Belohnung versprochen hat. Die Therapeutin greift die Situation auf. Sie erklärt dem Jungen mit einfachen Worten und in kurzen Sätzen, was die Mutter jetzt machen wird und dass sie ihm ein Geschenk versprochen hat. Sie fragt den Jungen, was er sich wünscht. Der Junge beruhigt sich und möchte nach der Therapie ein Eis essen gehen. Die Therapeutin erklärt der Mutter, dass der Junge vermutlich nur verstanden hatte, dass sie jetzt geht und er in der Therapie bleiben muss. Sie erläutert der Mutter, welche Satzstrukturen zu schwierig waren und beim Jungen Angst statt Vorfreude auslösten. Die Mutter erwähnt, dass solche Situationen im Alltag oft auftreten. Dies wird zum Anlass genommen, ein Beratungsgespräch mit Vater und Mutter für die nächste Woche zu vereinbaren, um Strategien zu erarbeiten, die im Alltag den Umgang mit der Verständnisstörung des Jungen verbessern (Amorosa/Noterdaeme 2003). In der Therapiestunde wird spontan Eis zum Tagesthema gemacht. Langfristiges Therapieziel ist die Zunahme des Satzverständnisses mit dem aktuellen Ziel der konditionalen Verknüpfung. Mit Bilderkarten wird der Ablauf visuell untermalt. Logische Folgen werden kognitiv erarbeitet und in konditionale Strukturen verwandelt. Die Satzverknüpfung „wenn … dann" wird am Modell der Eisherstellung intensiv erarbeitet. Neben der linguistischen Dekodierung der Satzverknüpfungen werden Alltagsstrategien im Umgang mit Verständnisproblemen erarbeitet. Der Junge soll erkennen lernen, dass er Satzstrukturen nicht versteht. Dieses Nichtverstehen zu formulieren ist eine schwierige Aufgabe, da der Sprechfluss schnell ist und somit die problematischen Strukturen von kurzer Dauer sind. Dennoch dem Gesprächspartner zu vermitteln, dass es unklar ist, wäre ein erster Schritt. Ein zweiter Schritt wäre gleich beim Auftreten von unklaren Begriffen oder Konstruktionen nachzufragen.

Am Ende der Therapiestunde weiß der Junge, wie man Erdbeereis macht, und darf sich zusammen mit der Mutter selbst eine Kugel kaufen.

erst mit Therapiebeginn erfolgen und wird sich in der ersten Phase der Therapiesitzung, der Beziehungsgestaltung (Abb. 33), ergeben. Ein Therapieziel kann selbstverständlich immer mit verschiedenen Methoden erreicht werden.

Die hier dargestellte Flexibilität in der Wahl des Materials und des Themas bei gleichzeitiger Beibehaltung des langfristigen Therapieziels soll zeigen, wie die Wirkungsfaktoren optimal gestaltet werden können. Aktualität, Bedürfnisorientierung und Teilhabe (siehe ICF, Kap. 1.4) spielen in allen Phasen der Therapie eine wichtige Rolle.

Therapiefrequenz

Ein weiterer Faktor ist die Therapiefrequenz. Je nach Störungsbild werden andere Therapiefrequenzen empfohlen. Kommt ein Klient in die Praxis und hat lange Anfahrtswege, ist zwischen Belastung und erwartetem

Mehrwert der Therapie durch hohe Frequenz zu unterscheiden. Sehr genaue **Empfehlungen** gibt es in den Leitlinien der Gesellschaft für Aphasieforschung und der Gesellschaft für Neurotraumatologie und Klinische Neuropsychologie (2000, Überarbeitung 2002):

- Akutphase (erste 4 Wochen nach dem Ereignis): 1–2-mal täglich 30 Minuten, sofern Klient stimulierbar
- Postakute Frühphase (1–4/6 Monate nach dem Ereignis): ambulant 3-mal pro Woche je 60 Minuten, stationär 6–8 Wochen 1–2-mal täglich je 60 Minuten
- Postakute Spätphase (6–12 Monate nach dem Ereignis): ambulant 2-mal pro Woche je 60 Minuten, stationär 6–8 Wochen 1–2-mal täglich je 60 Minuten
- Chronische Phase(nach 12 Monaten): 1-mal pro Woche

Höhere Therapiefrequenzen und Intervalltherapie werden ebenso in der Kindersprachtherapie empfohlen. Die Leitlinien der AWMF (Arbeitsgemeinschaft der Wissenschaftlichen Medizinischen Fachgesellschaften) unter Federführung der Deutschen Gesellschaft für Sozialpädiatrie und Jugendmedizin empfehlen, Sprachtherapie zweimal pro Woche sechs Monate lang mit anschließender Pause durchzuführen. Die Deutsche Gesellschaft für Phoniatrie und Pädaudiologie gibt in den AWMF sehr umfassende Leitlinien zu Sprachentwicklungsstörungen. Sie empfehlen, Sprachtherapie in ausreichender Frequenz anzubieten, da eine zu selten angebotene Therapie weniger wirksam ist (Baratt et al. 1992). Die Therapie soll in begrenzten, überschaubaren Zeiträumen, ggf. mit Therapiepausen erfolgen und spätestens zur Einschulung erfolgreich beendet sein. Der Ansatz der patholinguistischen Therapie bei Sprachentwicklungsstörungen (Siegmüller / Kauschke 2006) geht von erhöhten Frequenzen und mehrmaliger Therapie pro Woche aus. Aktuelle umfassende Untersuchungen von de Langen-Müller und Hielscher-Fastabend (2007) zeigen jedoch, dass Kindersprachtherapie bisher meist nur einmal pro Woche stattfindet.

4.5 Ergebnisqualität

Erfolgreiche Therapie

Wünschenswert ist, dass eine Therapie mit Erfolg abgeschlossen werden kann. Doch hier muss genau hinterfragt werden, wie im Einzelfall Erfolg zu definieren ist. Im vorangegangenen Kapitel wurde gezeigt, wie vielfältig die Wirkungsfaktoren im Therapieprozess sind. Jeder Einzelfall zeigt außerdem, von welch unterschiedlichen Bedingungen bei gleichem Störungsbild auszugehen ist. Das umfassende Anamnesegespräch hilft auszuloten, was in einer Therapie möglich sein könnte. Lebensumstände und Mehrfachdiagnosen erschweren das Erreichen des gewünschten Ziels. Der Therapeut muss klar die Möglichkeiten und Grenzen erkennen, um durch optimale Therapiegestaltung die individuell bestmöglichen Ziele zu erreichen und den Klienten zufrieden zu stellen. Die individuell bestmöglichen Ziele müssen fortlaufend aktualisiert und ihre Erreichbarkeit kontinuierlich überprüft werden.

Bewertung der Behandlungsergebnisse

Die Ergebnisqualität einer Therapie wird nicht erst am Ende erfasst. Diagnostik und Therapie greifen ineinander und Verlaufsdiagnostik ermöglicht, dass der Therapieverlauf kontinuierlich überprüft wird. Laufend wird kontrolliert, ob sich eine Veränderung und damit eine Verbesserung einstellt. Stagniert eine Therapie oder gibt es sogar rückläufige Ergebnisse, müssen alle Wirkfaktoren im Therapieprozess hinterfragt werden. Eine sinnvolle und schnelle Gegensteuerung ist nur möglich, wenn die Ursachen für die mangelhaften Ergebnisse im gesamten Prozess der Therapie aufgedeckt werden. Damit werden Aspekte der „technischen Qualität" und der „interpersonellen Qualität" (Kap. 1.2) berücksichtigt. Folgende Fragen dienen zur **Überprüfung des Therapieprozesses:**

- Ist die Diagnosestellung gerechtfertigt?
- Wurde aufgrund der Diagnosestellung ein adäquates Therapieprofil entwickelt?
- Passen die langfristigen Therapieziele zum Therapieprofil?
- Bestehen angemessene Rahmenbedingungen?
- Ist die Auswahl der Therapieschritte flexibel und individuell an den Bedürfnissen des Klienten orientiert?
- Wird der psycho-physische Allgemeinzustand des Klienten kontinuierlich im Therapieverlauf beachtet?
- Besteht ausreichende Stabilität in der Beziehungsgestaltung zwischen Klient und Therapeut?
- Wurde die optimale Therapiefrequenz gewählt?
- Ist das soziale Netzwerk des Klienten unterstützend?

In Supervisionen und Fallvorstellungen wird nicht nur die Wahl der Methoden hinterfragt, sondern die Summe der Wirkungsfaktoren. Ebenfalls sollte der Therapeut bezüglich der Diagnosestellung offen bleiben, da eine differenzierte Betrachtung und die Ergebnisse der Prozesskontrolle die anfänglichen Ergebnisse in Frage stellen könnten. Im Sinne der Verlaufsdiagnostik verändern sich diagnostische Daten, die zu Beginn der Therapie aufgestellt wurden. Daher kann sich der Therapieplan ändern. Es ist nicht immer die Frage der Methode, sondern oft die Frage des

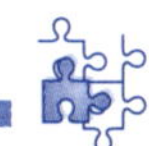

Sprachtherapie: Ein 5,11-jähriger Junge mit einer phonologischen Störung macht wenig Fortschritte: Das Gehör ist überprüft. Die Phonemdifferenzierung ist unauffällig. Die artikulomotorischen Fähigkeiten liegen in der Norm. Einzig im Mottier Test (Teil des Züricher Lesetests (ZLT) von Linder/Grissemann 2000) zeigt er ein auffälliges Ergebnis. Die Gegensteuerung zeigt uns, dass nicht nur an der Differenzierungsfähigkeit gearbeitet werden darf, sondern Aufmerksamkeitssteuerung und Speicherfähigkeit noch länger Therapieschwerpunkte bleiben müssen.

Aphasietherapie: Eine 55-jährige Frau mit ursprünglich globaler Aphasie, die schon sehr gute Fortschritte gemacht hat, zeigt immer noch massive Wortabrufschwierigkeiten: In den Übungssituationen zeigen sich gute Ergebnisse, aber sobald sie spontan im Alltag etwas sagen möchte, misslingt es ihr. Dabei wird sie sehr erregt und gerät in großen Stress. Was ist der Unterschied zur Therapiesituation? Wie kann die Verbesserung auch im Alltag gelingen? Strukturierungshilfen für Kommunikationssituationen im Alltag werden erarbeitet. Häufig wiederkehrende Situationen wie Einkaufen, Friseur oder Arztbesuch werden in semantischen Feldern erarbeitet.

nächstmöglichen Therapieschrittes. Unabhängig davon, ob es sich um eine Aphasietherapie oder Sprachentwicklungstherapie handelt, muss der Therapeut sehen, wo der Klient gerade steht und welcher Therapieschritt der nächstmögliche sein könnte. Hier kann ein diagnostischer Schritt oft weitere Klärung verschaffen. Gemeint ist nicht in jedem Fall eine umfassende Testung, sondern die genaue Beobachtung und das Gespräch darüber, wie das letzte Therapieziel erreicht wurde und was hierbei vielleicht besonders schwer fiel.

4.6 Transfersicherung

Alltagsbedeutung

Ein bisher wenig beachteter Bereich der Therapie ist die Transfersicherung, also die langfristige Sicherstellung der Therapieziele im Alltag, im Verlauf und nach Beendigung der Therapie. Bisher gibt es noch wenige Untersuchungen, die Effektivität und Transfersicherung im Alltag belegen. Der Therapeut muss kontinuierlich die Alltagsbedeutung des aktuellen Therapieziels hinterfragen, um die Umsetzung im Alltag zu ermöglichen. Transfersicherung ist damit Teil jeder Therapiestunde. Sie ist besonders schwierig, wenn z. B. bestimmte Verhaltensmuster schon lange bestehen. Im Bereich der frühen Kindersprachtherapie erfolgt der Transfer in der Regel leicht. Der Wortschatzzuwachs wird im Alltag automatisch vom Kind angewandt, wenn er aus der Lebenswelt des Kindes kommt und es Vorteile bringt, die Worte zu benutzen.

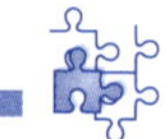

Die Erweiterung des Satzbaus bei einem 9-jährigen Jungen ist schwieriger, da langdauernde falsche Abspeicherung die neu erworbenen Satzstrukturen behindert. Ein vereinfachter Satzbau, der seinen Grund in einer frühen Sprachentwicklungsstörung hatte, wurde zur Gewohnheit. Für den Jungen bedeutet es eine große Anstrengung, im Alltag längere und differenzierte Äußerungen zur Anwendung zu bringen. Dabei können Fehler auftreten und es kann zu Missverständnissen kommen. Dennoch muss der Junge motiviert werden, die neu erworbenen Strukturen im Alltag zu erproben. Der Therapeut kann individuelle Hilfestellungen erarbeiten, die dem Jungen die Transfersicherung im Alltag erleichtern. Sprechsituationen, die sich häufig wiederholen und geringe Aufmerksamkeit erfordern, können als Einstieg gewählt werden. Einkaufssituationen, in denen er z.B. bestimmte Funktionen einer Playstation erfragen soll, können den ersten Schritt darstellen.

Transfersicherung Stimmtherapie: In der Therapie funktioneller Stimmstörungen zeigt sich relativ schnell eine Veränderung im Hinblick auf Atmung, Körperwahrnehmung und Stimmgebung. Gleichzeitig ist der Transfer in den Alltag besonders schwer. Ein Klient in der zehnten Therapiestunde kann bereits ohne Schnappatmung und mit angemessenem Sprechtempo und korrekter Betonung einen Text vorlesen. Trotzdem berichtet derselbe Klient zu Beginn der 18. Therapiestunde seinem Therapeuten immer noch mit Schnappatmung von seinem Arbeitstag. Der Transfer der in den Übungen erworbenen Kompetenzen fand nicht ausreichend statt. In diesem Fall ist die Beachtung der Wahrnehmung körpereigener Abläufe, wie Schnappen während einer Unterhaltung, von immenser Bedeutung. Es muss überprüft werden, ob das Schnappen eine Gewohnheit zu Beginn eines Satzes oder Erregung zu Beginn einer Interaktion ist. Je nachdem wird der Therapeut anders damit umgehen.

Transfersicherung Sprechtherapie: In einer Artikulationstherapie kann ein sechsjähriger Junge nach myofunktionellem Training und Lautanbahnung den Laut /S/ nach acht Stunden schon korrekt produzieren. Es klappt nach weiteren vier Stunden auf Wortebene an verschiedenen Stellen des Wortes (initial, medial, final). Sobald er aber frei erzählt, wird der /S/-Laut wieder interdental gebildet. Im Reporterspiel wird der Junge aufgenommen und darf sich selbst hören. Er soll falsche und richtige /S/-Laute suchen. In einer späteren Sitzung wird er für den Kinderfunk sprechen und eine Geschichte selbst erzählen. Die Sprechaufnahme wird nach richtigen und falschen /S/-Lauten überprüft. Die Aufnahme wird wiederholt, bis die Geschichte fehlerfrei gesprochen wurde. Die fehlerfreie Aufnahme aus dem „Kinderfunk" kann gespeichert und gebrannt werden und zu Hause Freunden und Verwandten vorgespielt werden. Durch die Bewusstmachung der Sprechproduktion und die hohe Motivation durch die gebrannte CD für zu Hause konnte der Therapeut die Transfersicherung vorantreiben

5 Evaluation

Definition

Evaluation wird oft gleichgesetzt mit Qualitätsprüfung. Es geht um die Beschreibung, Analyse und Bewertung von Therapieprozessen. Ziel von Evaluationsverfahren ist die Informationsgewinnung über Nutzen, Effektivität und Effizienz der therapeutischen Maßnahmen. Evaluationen dienen der Wirkungsüberprüfung und stellen ein wichtiges Instrument zur Optimierung von Prozessen dar. Evaluationsverfahren beziehen sich auf die Struktur-, Prozess- und Ergebnisqualität.

In Kapitel 4 wurden die intervenierenden Variablen beschrieben, die wesentlich den Therapieprozess beeinflussen. Im Bewusstsein, dass Sprachtherapie ein interaktionaler Vorgang ist, muss Evaluation prozesshaft verstanden werden. Sie darf sich nicht nur auf die Überprüfung der „technischen Qualität" beziehen, sondern muss die „interpersonelle Qualität" (Kap. 1.2) einbeziehen (Giel / Iven 2002, 113). Es reicht für die Qualitätssicherung nicht aus, sich nur auf die objektiv beschreibbare und messbare sprach-

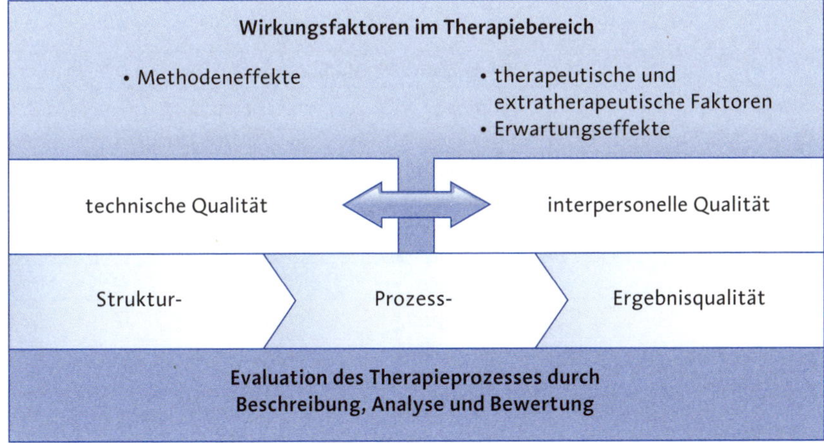

Abb. 35: Evaluationsprozess

therapeutische Leistung, z. B. die linguistische Ebene der Sprachtherapie, zu beschränken. Extratherapeutische und therapeutische Faktoren, wie sie in Kapitel 4.2 beschrieben wurden, müssen in den Bewertungsprozess einbezogen werden, da sie nachgewiesen einen hohen Wirkungsfaktor haben. Kundenorientierung, die sich als Kundenzufriedenheit äußern kann, wird nicht nur durch die korrekte Methodenanwendung erreicht. Die Wirkungsüberprüfung der Evaluation erfasst folglich alle Wirkungsfaktoren im Therapieprozess (Abb. 35).

In der Struktur der EbM mit ihrem fünfstufigen Umsetzungsprozess (Kap. 2) – von der spezifischen Fragestellung über Literaturrecherche nach der besten Methode bis zur Evidenzbewertung dieser Methode und der folgenden Anwendung der gewählten Therapieform – stellt Evaluation den letzten Schritt dieses Verfahrens dar. In den folgenden Kapiteln 5.1 bis 5.5 wird diese Qualitätsprüfung an Behandlungsbeispielen veranschaulicht.

Evaluationsverfahren

Das Evaluationsverfahren besteht immer aus folgenden Schritten:

- Beschreibung
- systematischer Analyse = Prüfung
- Bewertung aufgrund von qualitativen und quantitativen Daten

Das Evaluationsprotokoll (Abb. 36) dient der systematischen Beschreibung des Therapieprozesses. Es beinhaltet sowohl Diagnose als auch Therapieprofil. Im Sinne der Ressourcenorientierung der ICF-Systematik werden Stärken und Schwächen des Klienten sowie Risiken für den Therapieprozess festgehalten.

Evaluationsprotokoll		
Klient: geb.:	Diagnose:	Therapiebeginn: Therapiefrequenz:
Anamnese:		Risikopunkte:
Therapieprofil siehe Diagnostik vom:		
Stärken:	Schwächen:	
Therapiebeginn:	Therapieziele:	
Kontrolle am: geprüfte Ziele:	Prüfung mit:	Bewertung:
Kontrolle am: geprüfte Ziele:	Prüfung mit:	Bewertung:

Abb. 36: Evaluationsprotokoll

5.1 Stimmtherapie: Beispiel Belastungsdysphonie

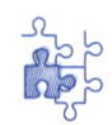

Frau M., 43 Jahre, seit 20 Jahren Erzieherin. Phoniatrische Diagnose: ST 1 Organisch bedingte Störung der Stimme, Stimmbandknötchen beidseits. Leitsymptomatik: eingeschränkte stimmliche Belastbarkeit, Heiserkeit, gestörte Phonationsatmung, 20 Behandlungen (Abb. 37)

Anamnese

Frau M. leidet seit zehn Jahren an immer wieder auftretender Heiserkeit. Sie ist oft erkältet und jeder Infekt löst bei Frau M. schnell eine Heiserkeit aus. Seit fünf Jahren nimmt sie eine Veränderung im Stimmklang wahr. Ihr fällt es zunehmend schwerer, mit den Kindern im Kindergarten zu singen. Lautes Rufen ist sehr anstrengend und schmerzhaft. Nach der Arbeit würde sie am liebsten nicht mehr sprechen (VHI-Ergebnisse). Frau M. wurde mehrfach phoniatrisch untersucht. Nach diesen Untersuchungen erfolgte eine Stimmdiagnostik, Stimmfeldmessung und die Beurteilung mit dem VHI (Anamnesefragebogen und Voice Handicap Index). Anschließend begann die Behandlung.

Stimmbefund vom: 19.02.09 **M.M. geb.: 12.08.1967**	**Untersuchung am: 16.02.09** **Therapiebeginn am: 19.02.09**
Diagnose: ST1: organisch bedingte Dysphonie	Leitsymptomatik: eingeschränkte stimmliche Belastbarkeit, gestörte Phonationsatmung
Nichtraucherin keine Refluxstörung Sonstige Befunde: leichte Bandscheibenproblematik im LWS-Bereich	kein Asthma keine Höreinschränkung keine Medikation
1. Eigenwahrnehmung des Klienten	**2. Tonusregulation**
Klang der Stimme: gepresst Beschwerden wie Druckgefühl: stark Trockenheitsempfinden: häufig Räuspern: häufig Kurzatmig beim Sprechen Sprechanstrengung: immer	Körperlicher Spannungszustand: hyperton im Bereich Gesicht, Hals, Schultern Psychischer Spannungszustand: belastet Haltung im Sitzen: Rundrücken, überstreckter Hals Haltung im Stehen: Hohlkreuz Tonusregulation beim Sprechen: starke muskuläre Halsanspannung
3. Atmung	**4. Stimmgebung / Sprechen**
Nasenatmung: eingeschränkt, ungeklärt Ruheatmung: Bauchatmung nur bedingt möglich Ausatemdauer: verkürzt Sprechatmung: Schnappatmung mit Schulterbewegung, ständige Hochatmung S/Z Ratio: auffällig	Stimmeinsätze: hart Stimmabsätze: abbrechend Stimmklang: belegt, rau Tonschwellvermögen: eingeschränkt Phonationsquotient: nicht in der Norm

Abb. 37: Stimmbefund Frau M.

Diagnostik Das Anamnesegespräch und die Eigenbeurteilung der Klientin zeigen im Bereich der Eigenwahrnehmung, dass Frau M. sich selbst wenig wahrnimmt und die Überlastung der Stimmgebung erst in Form von Schmerzen und Sprechunlust feststellte. Ihre Tonusregulation zeigt starke Überspannungen im Gesichts-, Hals- und Schulterbereich. Frau M. knirscht seit fünf Jahren. Im Bereich der Atmung zeigt sich eine starke Hochatmung. Das Sprechen ist nur mit Schnappatmung möglich. Bei jedem Gesprächsbeginn schnappt sie und zieht die Schultern nach oben. Entsprechend hart sind die Stimmeinsätze. Sie spricht mit hohem Druck und schnappt immer wieder nach Luft. Auch das Ende der Phonation ist von Überdruck gekennzeichnet, die Stimmabsätze sind hart, die Phonation bricht ab. Das Sprechen ist schnell und überhastet. Die Stimme klingt knarrend, Resonanzräume können wegen der Überspannung nicht genutzt werden. Der Stimmansatz ist deutlich rückverlagert. Außerdem fühlt sich Frau M. insgesamt sehr angespannt. Sie leidet unter Schlafstörungen und hat wenig Zeit, neben Beruf und Familie etwas zur körperlichen und psychischen Entspannung zu tun.

Verlauf Im Therapieprofil (Abb. 38) wird herausgearbeitet, mit welchen Schwerpunkten in der Therapie gearbeitet wird. Als Therapieform wurden stimmtherapeutische Maßnahmen gewählt, die im Therapeutennetzwerk Intervoice zur Standardentwicklung veröffentlicht und bereits auf ihre Wirksamkeit evaluiert wurden (Eicher 2001).

Zu Beginn der Therapie geht es um Körperwahrnehmung und Entspannung. Sich selbst zu spüren gelingt am ehesten über den Körperkontakt im Liegen. Haltungsprobleme spielen im Liegen eine geringere Rolle. Im Liegen kann die Bauchatmung leichter erarbeitet werden. Somit sind die ersten Ziele: Zunahme der Körperwahrnehmung in Bezug auf Bodenkontakt, Körperräume und Emotion. Im Bereich Tonusregulation geht es um den Abbau physischer und psychischer Spannungszustände und im Bereich der Atmung um die Etablierung der Nasenatmung und die Entwicklung der Bauchatmung. Außerdem sollten von Anfang an Stressmanagement und Stimmschonung im Berufsalltag thematisiert werden. Das Therapieprofil zeigt die Gesamtsumme der Therapieziele, die aktuellen Ziele für den Therapiebeginn sind blau hinterlegt (Abb. 38).

Kontrolluntersuchung Nach zehn Therapieeinheiten ist eine Kontrolluntersuchung beim Phoniater vorgesehen. Dafür fasst der Therapeut die bisher erreichten Therapieziele zusammen. Das Therapieprofil hat sich verändert (Abb. 39). Neue Therapieziele wie die Lockerung der an Atmung und Sprechen beteiligten Muskulatur, Haltungsaufbau, die physiologische Atementwicklung und die Resonanzentwicklung kommen hinzu. Resonanzentwicklung ist abhängig von der Tonusreduktion im Alltag, somit bleiben Stressmanagement und Entspannungsarbeit weiterhin wichtige Therapieziele. Zu diesem Zeit-

M. M., geb. 12.08.1967 Therapieprofil	Diagnose: ST1: organisch bedingte Dysphonie	Leitsymptomatik: eingeschränkte stimmliche Belastbarkeit, gestörte Phonationsatmung	Therapiefrequenz: 2-mal wöchentlich
Therapiebereiche			
Wahrnehmungsförderung	**Tonusregulation**	**Atemveränderung**	**Stimmgebung**
Wechselwirkung von Haltung, Stimme, Stimmung	Tonusregulation in der Bewegung	Herstellung der physiologischen Atmung im Alltag	Kompletter Alltagstransfer
Eigen- und Fremdgeräusche	Aufrichtung des Körpers	Fähigkeit des Abspannens während der Phonation	Ökonomisches Sprechen
Körperhaltung	Lockerung und Kräftigung der für Atmung, Stimme und Sprechen notwendigen Muskulatur	Physiologischer Atemrhythmus in Ruhe und Bewegung	Physiologische Lautbildung
Emotionen	Fähigkeit im Umgang mit psychischen Spannungszuständen: Stressmanagement	Bauch-, Zwerchfell-, Flankenatmung	Resonanzentwicklung, Tragfähigkeit
Körpertonus	Fähigkeit zur Regulation körperlicher Spannungszustände	Nasenatmung	Physiologischer Stimmein- und -absatz
Körperräume			
Bodenkontakt			

Abb. 38: Therapieprofil Frau M. zu Therapiebeginn

punkt zeigt die phoniatrische Kontrolle einen leichten Rückgang der Stimmbandknötchen. Aus phoniatrischer Sicht ist die Therapie bisher sehr erfolgreich. Im Bereich der Stimmtherapie zeigen sich immer noch harte Stimmein- und -absätze und Schnappatmung. Das Stressmanagement greift langsam. Frau M. ist sehr motiviert, da sie hofft, eine Operation der Stimmbandknötchen umgehen zu können.

Transfer

Transfersicherung wird im nächsten Bereich der Therapie sehr wichtig, um den Alltag zu verändern. Sprech- und Atemübungen werden deshalb so gestaltet, dass sie im Kindergartenalltag umsetzbar sind. In den folgenden zehn Behandlungen kann Frau M. ihren Umgang mit der Stimme zunehmend verändern. Die Stimmein- und -absätze erreichen zumindest in der

M. M., geb. 12.08.1967 Therapieprofil	Diagnose: ST1: organisch bedingte Dysphonie	Leitsymptomatik: eingeschränkte stimmliche Belastbarkeit, gestörte Phonationsatmung	Therapiefrequenz: 2-mal wöchentlich
Therapiebereiche			
Wahrnehmungsförderung	**Tonusregulation**	**Atemveränderung**	**Stimmgebung**
Wechselwirkung von Haltung, Stimme, Stimmung	Tonusregulation in der Bewegung	Herstellung der physiologischen Atmung im Alltag	Kompletter Alltagstransfer
Eigen- und Fremdgeräusche	Aufrichtung des Körpers	Fähigkeit des Abspannens während des Phonation	Ökonomisches Sprechen
Körperhaltung Lockerung und Kräftigung der für Atmung, Stimme und Sprechen notwendigen Muskulatur		Physiologischer Atemrhythmus in Ruhe und Bewegung	Physiologische Lautbildung
Emotionen	Fähigkeit im Umgang mit psychischen Spannungszuständen: Stressmanagement	Bauch-, Zwerchfell-, Flankenatmung	Resonanzentwicklung, Tragfähigkeit
Körpertonus	Fähigkeit zur Regulation körperlicher Spannungszustände	Nasenatmung	Physiologischer Stimmein- und -absatz
Körperräume			
Bodenkontakt			

Abb. 39: Therapieprofil Frau M. nach zehn Therapieeinheiten

Therapiesituation den physiologischen Bereich. Ihre Einstellung zu Arbeit und Familie ändert sich dahingehend, dass sie sich nun Freiräume nimmt für ihre Erholung. Muskuläre Lockerungsübungen werden im Arbeitsalltag stündlich angewendet, um die am Sprechen beteiligte Muskulatur zu lockern. Nach weiteren zehn Behandlungen ist die Therapie beendet. Die phoniatrische Untersuchung ergab, dass die Stimmbandknötchen sich fast gänzlich zurückgebildet haben. Mit Frau M. wird besprochen, wie sie weiterhin im Alltag auf ihre Tonusregulation und ihre Stimmgebung achten kann. Sie wird nach drei Monaten zur Kontrolle beim Phoniater einbestellt (Abb. 40).

<table>
<tr><th colspan="3">Evaluationsprotokoll
Stimmtherapie</th></tr>
<tr><td colspan="2">Klient: M. M., geb. 12.08.67</td><td rowspan="2">Therapiebeginn:
19.02.09
Therapiefrequenz:
2-mal pro Woche</td></tr>
<tr><td colspan="2">Diagnose:
Stimmbandknötchen beidseits, erhöhter Körpertonus, unphysiologische Haltung, gestörte Phonationsatmung, gepresste Stimmgebung, schnelles Sprechtempo</td></tr>
<tr><td colspan="2">Anamnese:
Sprechberuf mit hoher Stimmbelastung seit 20 Jahren, Heiserkeit seit 10 Jahren, häufige Infekte, Stimmklangveränderung seit 5 Jahren</td><td>Risikopunkte:
Erzieherin, 20 Berufsjahre, Störung seit 10 Jahren, Doppelbelastung Beruf + Familie</td></tr>
<tr><td colspan="3">Therapieprofil siehe Diagnostik vom: 19.02.09
Standardisierte Stimmdiagnostik, Stimmfeldmessung, VHI, VHI-Fragebogen</td></tr>
<tr><td colspan="2">Stärken:
Gute Eigenwahrnehmung
Hohe Motivation
Flexibilität in der Umsetzung</td><td>Schwächen:
Bestehende hohe Sprechbelastung in Beruf und Familie</td></tr>
<tr><td>Therapiebeginn:
19.02.09</td><td colspan="2">Aktuelle Therapieziele:
Wahrnehmung der Körperspannung, Veränderung der Atmung, Stimmschonung im Beruf, Stressmanagement</td></tr>
<tr><td>Kontrolle am: 09.03.09
geprüfte Ziele:
Wahrnehmung der Körperspannung, Veränderung der Atmung, Stimmschonung im Beruf, Stressmanagement</td><td>Prüfung mit:
Beobachtung, Gespräch</td><td>Bewertung:
Mehr Bewusstheit für erhöhten Körpertonus, Bauchatmung noch nicht möglich, Stimmschonung im Beruf wird teilweise umgesetzt, Bewusstheit für Stress nimmt zu</td></tr>
<tr><td>Kontrolle am: 30.03.09
geprüfte Ziele:
Tonusreduktion, Bauchatmung, Körperhaltung</td><td>Prüfung mit:
Beobachtung, Gespräch</td><td>Bewertung:
Körperspannung nimmt ab, Bauchatmung nach Entspannung möglich,
Stressreduktion im Beruf</td></tr>
<tr><td>Kontrolle am:
22.04.09
geprüfte Ziele:
Phonationsatmung, Stimmgebung, Stressmanagement</td><td>Prüfung mit:
Standardisierte Stimmdiagnostik
Stimmfeld
VHI</td><td>Bewertung:
Physiologische Phonationsatmung in der Übung, harte Stimmeinsätze, Stressmanagement in Familie schwierig</td></tr>
<tr><td>Kontrolle am: 18.05.09
geprüfte Ziele:
Phonationsatmung,
Stimmein- und – absatz,
Stimmvorverlagerung</td><td>Prüfung mit:
Abschlussdiagnostik,
Stand. Stimmdiagnostik,
Stimmfeld, VHI</td><td>Bewertung:
Häufig unauffällige Phonationsatmung, zunehmend weiche Stimmeinsätze, beginnendes Stressmanagement in Familie</td></tr>
</table>

Abb. 40: Evaluationsprotokoll Stimmtherapie

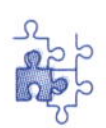

5.2 Sprachtherapie: Beispiel Bilinguale Sprachentwicklungsstörung

Rita, 5,2 Jahre, bilingual deutsch und spanisch, Sprachentwicklungsstörung in beiden Sprachen, 30 Behandlungen

Anamnese Rita wurde zur Diagnostik vorgestellt, da im Kindergarten ihr Deutsch als auffällig angesehen wurde. Geburt und Entwicklung waren bisher als unauffällig angesehen. Sie wächst bilingual deutsch und spanisch auf. Das Anamnesegespräch mit den Eltern wird unterstützt durch einen Elternfragebogen zur Sprachentwicklung für beide Sprachen (Abb. 41). So erfährt der Therapeut, dass die spanischsprachige Mutter sich zwar bemüht, nur spanisch zu sprechen, aber tatsächlich oft ins Deutsche wechselt. Hier wird empfohlen, die Sprachen besser zu trennen, d. h., die Mutter spricht mit Rita nur Spanisch und der Vater nur Deutsch. Rita hört durch den deutschen Kindergarten mehr Deutsch. Zu Hause spricht sie mit der Mutter mehr Spanisch, da der Vater oft länger auf Geschäftsreise ist.

Diagnostik Durch quantitative und qualitative Testverfahren wird der Sprachentwicklungsstand überprüft (Abb. 42). Es stellt sich dass Problem, dass wenige Sprachentwicklungstests über bilinguale Normen verfügen. Häufig sind es Übertragungen aus einer anderen Sprache unter Beibehaltung der monolingualen Normen (Eicher 2009). In der Regel werden monolinguale Verfahren verwendet, im Wissen, dass es hier an Grundlagenforschung zum bilingualen Erwerb mangelt.

Diagnostikschritte Das diagnostische Vorgehen besteht aus folgenden Schritten:

- Elternfragebogen
- Mottier Test
- Patholinguistische Diagnostik Deutsch
- Übertragung der möglichen Teile der Patholinguistischen Diagnostik ins Spanische (z. B. Wort- und Satzverständnis, Wort- und Satzproduktion)
- AWST-R (Deutsche und Spanisch)
- Spontanspracherhebung

Die Auswertung der diagnostischen Schritte zeigt, dass Rita in beiden Sprachen eine Sprachentwicklungsstörung hat.

Die Störung ist im Spanischen deutlicher als im Deutschen. Im Spanischen gibt es mehr Probleme im Lexikon, sowohl auf rezeptiver als auch auf produktiver Seite. Auch im Bereich Morphologie und Syntax zeigen sich im Spanischen mehr Probleme. Im Deutschen ist die Satzstellung meist schon korrekt. Besonders auffällig sind die schlechten Verstehensleistungen in

<table>
<tr><th colspan="2">Elternfragebogen
zur sprachlichen Entwicklung</th></tr>
<tr><td>Name, Vorname:
Geschwister:
Besucht Ihr Kind Kita / Schule / Hort:</td><td>Alter:
Hörtest:
Verhalten in Einrichtung:</td></tr>
<tr><td>Reagiert Ihr Kind auf sprachliche Aufforderungen?</td><td>Mag es Bücher vorgelesen bekommen?</td></tr>
<tr><td>Probleme in der Schwangerschaft? Wenn ja, welche?
Gab es im 1. Lebensjahr Erkrankungen?
Wann begann Ihr Kind zu krabbeln?
Wann konnte Ihr Kind sitzen?
Wann konnte Ihr Kind laufen?
Gab es längeren Erkrankungen? Krankenhausaufent-halte / Operationen?
Leidet Ihr Kind unter Allergien?</td><td>Wie verlief die Geburt? (spontan, Zange, Saugglocke)
APGAR-Wert:
Wurde Ihr Kind gestillt? Wenn ja, wie lange?
Gab es Probleme beim Stillen?
Kann Ihr Kind gut laufen / rennen / Fahrrad fahren?
Kann Ihr Kind gut zeichnen / schreiben?
Mit welcher Hand malt / schreibt Ihr Kind?</td></tr>
<tr><td>Sprachliche Entwicklung
Lallen ab wann
erste Worte
erste Sätze

Versteht Ihr Kind einzelne Wörter?
kurze Sätze (Anweisungen)?
Erzählungen?</td><td>Erste Sprache________________________

Spricht Ihr Kind weniger als 50 Wörter?
mehr als 50 Wörter?
mehr als 300 Wörter?

Sprachbeispiele?</td></tr>
<tr><td>Sprachliche Entwicklung
Lallen ab wann
erste Worte
erste Sätze

Versteht Ihr Kind einzelne Wörter?
kurze Sätze (Anweisungen)?
Erzählungen?</td><td>Zweite Sprache______________________

Spricht Ihr Kind weniger als 50 Wörter?
mehr als 50 Wörter?
mehr als 300 Wörter?

Sprachbeispiele?</td></tr>
<tr><td>Vater (Muttersprache?)
Wie sprechen Sie mit Ihrem Kind?
Wie sprechen Sie in der Familie? (Geschwister, Großeltern, Tanten, Onkel)</td><td>Mutter (Muttersprache?)
Wie sprechen Sie mit Ihrem Kind?
Welche Sprache spricht Ihr Kind besser?
Kommt es in der Satzbildung Ihres Kindes zu Sprachmischungen? Wenn ja, in welcher Form?</td></tr>
</table>

Abb. 41: Elternfragebogen zur Sprachentwicklung

Überprüfung beider Sprachen	Kompetenz im Bereich Phonologie und Phonetik	• Perzeption, z. B. auditive Merkspanne, Phonemdifferenzierung • Produktion, z. B. phonologisches Regelwissen
	Kompetenz im Bereich Semantik und Lexikon	• Perzeption, z. B. Wortverständnis • Produktion, z. B. aktiver Wortschatz
	Kompetenz im Bereich Morphologie und Syntax	• Perzeption, z. B. Satzverstehen • Produktion, z. B. aktiver Kasusmarkierung

Abb. 42: Diagnostisches Vorgehen bei bilingualem Spracherwerb

Name: Rita Geb. 30.04.2003 Alter: 5,7 Jahre	Therapieplan vom: 10.11.08	Diagnose: Sprachentwicklungs-störung deutsch und spanisch	Therapiebeginn: 10.11.08 Therapiefrequenz: 2-mal wöchentlich, deutsch und spanisch
Therapie der rezeptiven deutschen Leistungen Zielformulierung:	**Phonologie + Phonetik**	**Lexikon + Semantik**	**Morphologie + Syntax**
	• Auditive Merkspanne • Phonemdifferenzierung • Phonemsegmentierung • Phonemlokalisation	• Wortverständnis für Adjektive und Verben • Wortverständnis für zusammengesetzte Nomen	• Satzverständnis für komplexere Sätze • Temporale und kausale Verknüpfungen
Therapie der spanischen rezeptiven Leistungen Zielformulierungen:	• Auditive Merkspanne • Phonemdifferenzierung • Phonemsegmentierung • Phonemlokalisation	• Wortverständnis für Nomen, Verben und Adjektive	• Satzverständnis für einfache Sätze
Therapie der produktiven deutschen Leistungen Zielformulierungen:	**Phonologie + Phonetik**	**Lexikon + Semantik**	**Morphologie + Syntax**
	Keine Zielformulierung	• Wortabrufsicherheit • Entwicklung semantischer Repräsentationen	• Verbkonjugation • Kasusmarkierung
Therapie der produktiven spanischen Leistungen Zielformulierungen:	• Anbahnung des Zungenspitzen-R	• Lexikonerweiterung für Verben und Adjektive • Entwicklung semantischer Relationen	• Verbstellung • Verbkonjugation • Kasusmarkierung

Abb. 43: Therapieplan Rita, Sprachentwicklungsstörung deutsch-spanisch

<table>
<tr><th colspan="4">Evaluationsprotokoll bilinguale Sprachtherapie</th></tr>
<tr><td>Klient: Rita
geb.: 30.04.03</td><td colspan="2">Diagnose:
Sprachentwicklungsstörung in beiden Sprachen, perzeptiv und produktiv</td><td>Therapiebeginn:
10.11.08
Therapiefrequenz:
1-mal deutsch und 1-mal spanisch pro Woche</td></tr>
<tr><td colspan="3">Anamnese:
bilinguale Entwicklung
mehr Kontakt Spanisch</td><td>Risikopunkte:
Sprachmischung der Mutter</td></tr>
<tr><td colspan="4">Therapieprofil siehe Diagnostik vom: 10.11.08</td></tr>
<tr><td colspan="2">Stärken:
offenes Mädchen
kontaktfreudig</td><td colspan="2">Schwächen:
kurze Konzentrations- und Merkspanne</td></tr>
<tr><td>Therapiebeginn:
10.11.08</td><td colspan="3">Therapieziele:
Sprachverständnisförderung in beiden Sprachen auf Wort- und Satzebene,
morphologisch-syntaktische Förderung in beiden Sprachen</td></tr>
<tr><td>Kontrolle am:
11.02.09
geprüfte Ziele:
Merkfähigkeit,
Wortverständnis,
Satzverständnis,
aktiver Wortschatz</td><td colspan="2">Prüfung mit:
Mottier Test,
Wortverständnis aus Patholinguistik,
AWST-R</td><td>Bewertung:
schnelle Zunahme der auditiven Merkfähigkeit,
hohe Motivation,
gute Elternunterstützung,
Wortschatzzunahme perzeptiv und produktiv in beiden Sprachen</td></tr>
<tr><td>Kontrolle am:
02.04.09
geprüfte Ziele:
morphologisch-lexikalische Leistungen</td><td colspan="2">Prüfung mit:
Spontansprachprobe,
syntaktische Leistungen mit visueller Hilfestellung</td><td>Bewertung:
morphologisch-syntaktische Verbesserung im Deutschen,
weniger im Spanischen</td></tr>
</table>

Abb. 44: Evaluationsprotokoll bilinguale Sprachtherapie

beiden Sprachen. Die Eltern hatten dies bisher anders beurteilt. Sie dachten, die Verzögerung sei noch im Bereich einer unauffälligen Entwicklung. Untersuchungen (Eicher et al. 2009; Tsakmaki 2007; Sentürk 2007; Castillo 2005) zeigen, dass bilinguale Kinder schon im Alter von zwei Jahren unauffällige Verstehensleistungen haben. Das Therapieprofil zeigt sich für beide Sprachen ähnlich, wenn auch nicht gleich.

Therapieschritte

Die Therapie wird mit einer Frequenz von zweimal pro Woche durch einen deutschen und einen spanischen Therapeuten begonnen. Die Therapieschritte sind in beiden Sprachen ähnlich. Im Deutschen setzt der Therapeut auf einem höheren Niveau an (Abb. 43).

Der erste Schwerpunkt der Therapie ist die Verbesserung der Perzeptionsleistung. Der Mottier Test zeigt eine auffällige auditive Diskriminations- und Merkfähigkeit. Auditive Aufmerksamkeit, Phonemdifferenzierung, Segmentierung und Lokalisation werden zuerst gefördert. Es folgen in beiden Sprachen semantisch-lexikalische Einheiten im Bereich Perzeption und Produktion.

Verlaufskontrolle

Nach 20 Therapieeinheiten (10 in jeder Sprache) findet die erste Verlaufskontrolle statt. Sehr schnelle Fortschritte macht Rita im Bereich der auditiven Verarbeitung. Die Durchführung des AWST-R zeigt für beide Sprachen eine Verbesserung. Die Leistungen im Deutschen liegen schon im unteren Bereich der Norm. Für die nächsten 20 Therapieeinheiten wird der Schwerpunkt auf Morphologie und Syntax gelegt. Im Deutschen kommt es zu einer raschen Zunahme der Satzlänge. Im Vorfeld konnte die allgemeine Merkfähigkeit erweitert werden. Die Satzstrukturen werden korrekter. Die Verbkonjugation ist nun meist unauffällig. Im Spanischen sind die Entwicklungen langsamer. Durch den deutschen Kindergarten erhält Rita viel Stimulation und Förderung. Dennoch sind die Leistungen in beiden Sprachen nach weiteren 40 Behandlungen nicht unauffällig und die Therapie muss fortgesetzt werden (Abb. 44).

Tabelle 4 zeigt exemplarisch die Möglichkeiten der Förderung im Bereich Perzeption.

Tab. 4: Therapiebeispiele zur Förderung der perzeptiven Leistungen

Phonetisch-Phonologische Ebene	Semantisch-Lexikalische Ebene	Morphologisch-Syntaktische Ebene
Geheimsprache: Kunstwörter hören und nachsprechen, Beachtung der deutschen und spanischen Prosodie	Perzeption + Merkspanne, Wortreihen: Zeige mir Löffel, Tasse, Becher, Glas	Verbverstehen: Bildkarten mit Max. Zeige mir: Max spielt, Max springt, Max geht.
Laute hören: Hörst du „T" in „Rast"?	Semantische Relationen: Haustür, Hausschlüssel Was passt noch?	Linguistische Verknüpfung: Nachdem der Hund bellt, rennt die Katze weg.
Sind die Kunstwörter gleich oder verschieden? gadu – radu		

5.3 Sprechtherapie: Beispiel Sprechapraxie

Herr K., männlich, 56 Jahre, Sprechapraxie nach Infarkt in Kombination mit Broca-Aphasie, Herr K. ist seit 4 Wochen in der Klinik: Die Sprechapraxie macht sein Sprechen unverständlich. Sie ist natürlich nicht seine einzige Problematik, aber aktuell für den Fortgang der Kommunikationsentwicklung sehr hinderlich.

Anamnese

Herr K. erlitt einen Infarkt. Als Folge zeigen sich eine Broca-Aphasie und eine Sprechapraxie. Er ist stationär in einer neurologischen Klinik und erhält fünfmal wöchentlich Sprachtherapie. Seine Möglichkeiten, sich verständlich zu machen, sind anfangs sehr eingeschränkt. Er leidet sehr unter diesem Zustand und zieht sich vom Klinikalltag und von seiner Familie zurück. Seine Aktivität und Teilhabe ist gering.

Diagnostik

Vier Wochen nach dem Ereignis zeigt der AAT eine Broca-Aphasie (Tab. 5). Zusätzlich wird die Sprechmotorik überprüft. Es bestätigt sich eine Sprechapraxie. Das Kommunikationsverhalten ist von großer Sprechanstrengung, Wortabrufstörungen und eingeschränkter Syntax gekennzeichnet. Das Wortverständnis zeigt eine geringere Störung als das Textverstehen. Die Gesichtsfeldeinschränkung ist eine deutliche Schwierigkeit für die Therapie, da die visuellen Einschränkungen überwunden werden müssen, wenn visuelle Stimulationshilfen angeboten werden.

Therapie

Ziegler und Brendel (2003) betonen, dass Sprechapraxietherapie sich auf einen spezifischen Teilbereich einer ansonsten umfassenden neurologischen Therapie bezieht. Ziel ist die umfassende Verbesserung der motorischen Fertigkeiten. Eine gute Hilfestellung zur Einordnung der therapeutischen Schritte bietet das sogenannte Koordinatensystem der Sprechapraxie (Ziegler / Brendel 2003).

Das System aus Tabelle 6 beschreibt die möglichen Ansätze und Therapiebausteine, die im speziellen Fall individuell zusammengesetzt werden müssen. Ziel der Therapie ist das Trainieren von Lauten und Lautverbindungen sowie der ganzheitliche Abruf von Wortformen. Der Behandlungsaufbau ist hierarchisch, da für einen Menschen mit Sprechapraxie bestimmte Sprechanforderungen schwieriger sind als andere. Hochüberlernte und automatisierte Äußerungen können oft symptomfrei gesprochen werden.

Verlauf

Aktuelles Therapieziel von Herrn K. ist das artikulomotorische Training, da er sehr unter der Unverständlichkeit leidet. Die Unverständlichkeit beeinträchtigt den gesamten Tagesablauf und führt zu einem starken Beeinträchtigungsgefühl. Die Teilhabe an Aktivitäten wird dadurch sehr in Mitleidenschaft gezogen. Mit Herrn K. werden Methode und Ziel des Trainings besprochen. Es ist ihm sehr wichtig, schnell wieder verständlicher zu sprechen. Um die Verständlichkeit zu erhöhen, wird zu Beginn der Therapie an

Tab. 5: Sprech-/Sprachbefund zentrale Störung, Beispiel Herr K.

Kommunikationsverhalten	Benennen	Sprachverständnis
• große Sprechanstrengung • guter Sprechantrieb • auffällige Prosodie	• phonematische Paraphasien	• gering eingeschränktes Wortverständnis
• Wortabrufstörung • eingeschränkte Syntax	• semantische Paraphasien	• deutlich gestörtes Textverständnis

<table>
<tr><th colspan="4">Evaluationsprotokoll Sprechapraxie</th></tr>
<tr><td>Klient: Herr K.
Geb. 06.08.1952</td><td colspan="2">Diagnose:
Sprechapraxie</td><td>Therapiebeginn:
04.11.08
Therapiefrequenz:
5-mal wöchentlich</td></tr>
<tr><td colspan="3">Anamnese: Infarkt vordere Mediaastgruppe am 22.10.08, Broca-Aphasie, Sprechapraxie</td><td>Risikopunkte:
depressiv,
wenig familiäre Unterstützung</td></tr>
<tr><td colspan="4">Therapieprofil siehe Diagnostik vom: 04.11.08</td></tr>
<tr><td colspan="2">Stärken:
Wachheit, gute Konzentration</td><td colspan="2">Schwächen:
Stimmungsschwankungen,
Gesichtsfeldeinschränkungen</td></tr>
<tr><td>Therapiebeginn:
05.11.08</td><td colspan="3">Therapieziele:
Verständlichkeit, motorische Koordination erhöhen, Lautanbahnung auf Wortebene</td></tr>
<tr><td>Kontrolle am: 10.11.08
geprüfte Ziele:
Zungenspitzenhebung,
/T/-Realisierung</td><td colspan="2">Prüfung mit:
Beobachtung,
Tonbandaufnahme</td><td>Bewertung:
Mit visueller und taktiler Unterstützung ist eine Zungenspitzenhebung möglich</td></tr>
<tr><td>Kontrolle am: 17.11.08
geprüfte Ziele:
Zungenspitzenhebung,
/T/-Realisierung</td><td colspan="2">Prüfung mit:
Beobachtung</td><td>Bewertung:
/T/-Realisation bei hochfrequenten Wörtern wie „Tag“, „toll“, „tun“</td></tr>
<tr><td>Kontrolle am: 28.11.08
geprüfte Ziele:
/T/, /D/, /L/</td><td colspan="2">Prüfung mit:
Beobachtung</td><td>Bewertung:
Zungenspitzenhebung mit visueller Hilfe bei /T/, /D/, /L/ möglich, auf Wortebene noch unsicher, aber realisierbar</td></tr>
</table>

Abb. 45: Evaluationsprotokoll Sprechapraxie

Tab. 6: Das Koordinatensystem der Sprechapraxie von Ziegler und Brendel (2003)

Therapieinhalte	**Wiederherstellen artikulatorischer Fertigkeiten, gezieltes Erarbeiten eines begrenzten Äußerungsinventars, alternative (nonverbale) Kommunikationsmittel, Behandlung spezifischer Symptome (Mutismus, Automatismen)**
sprachliche/ nichtsprachliche motorische Übungen	nichtsprachliche Bewegungsübungen Übungen mit Logatomen Übungen mit bedeutungshaltigen Wörtern/Sätzen
Lernmodelle	didaktischer Ansatz vs. „Drill and Practice" interner vs. externer Aufmerksamkeitsfokus
Übungsmodus	Synchronsprechen, Nachsprechen, Satzergänzung, Benennen, Lesen; Frage-Antwort-Sequenzen, Rollenspiele; Bildbeschreibungen
Übungsmaterial	phonetisch: Äußerungslänge, segmentale Komplexität morpho-syntaktisch: Wörter, Phrasen, Sätze
Grundeinheiten des artikulatorischen Lernens	Segmente Bewegungssequenzen
Vermittlungsmodalität	auditiv / visuell / taktil-sensorisch
Fazilitierung / Deblockierung	Gesten (Mediationstechnik, gestische Reorganisation, Rhythmus) Schriftsprache
Externes Führen	taktil / auditiv / visuomotorisch

den kontrastiven Unterschieden der Plosive gearbeitet. Die alveolar gebildeten Laute /T/, /D/, /N/, /L/ sind nur noch in hochautomatisierten Wörtern symptomfrei, z. B. in „Tag". Der Laut /T/ hat den Vorteil, dass er visuell gut sichtbar ist und taktil-sensorisch unterstützt werden kann. Im Sinne der visuellen Stimulation können Bildkarten verwendet werden. Das Spiegelbild und das Anschauen des Therapeuten unterstützen ebenfalls die visuelle Stimulation. Die Berührung des Zahndamms mit einem Spatel als Zielort der Artikulation in Verknüpfung mit der Zungenspitze als Akteur der Bewegung helfen, den Laut /T/ anzubahnen. Diese taktil-sensorische Stimulation wird mit der visuellen und auditiven Stimulation verknüpft, um den Laut /T/ neu zu verankern. Bezüglich der Spezifitäten des motorischen Lernens kann an erster Stelle die reine Imitation der Bewegung „Zungenhebung zum Zahndamm" nach taktil – sensorischer Stimulation mit visueller Kontrolle stehen. Im Anschluss erfolgt die Erweiterung auf den Laut /T/. Nach täglicher Behandlung und insgesamt zehn Sitzungen erfolgt die Erweiterung auf Silben-, Wort- und Satzebene. Herr K. hat eine gute Selbstwahrnehmung, dies ermöglicht ihm eine präzise Rückmeldung über den Verlauf der Sprechbewegung. Nach weiteren fünf Sitzungen spricht er spontan Wörter mit /T/ am Wortbeginn korrekt. Begriffe wie „Tag", „toll", „tun" werden spontan produziert. In den folgenden Behandlungen werden die Laute /D/, /N/ und /L/ entsprechend erarbeitet. Die Verständlichkeit hat nach vier Wochen Klinikaufenthalt deutlich zugenommen (Abb. 45).

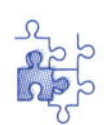

5.4 Schlucktherapie: Beispiel Dysphagie

Frau A., 78 Jahre, Schlaganfall, Dysphagie: Frau A. wird nach einem Sturz in ihrer Wohnung erst stationär in der Klinik betreut und nun in ein Seniorenheim verlegt.

Anamnese Die Ursache für den Sturz war ein Schlaganfall. Frau A. war drei Wochen in einer Akutklinik und drei Wochen in einer Klinik zur Rehabilitation. Die sprachlichen Ausfälle auf der perzeptiven und rezeptiven Ebene sind schnell zurückgegangen. Frau A. erhielt in der Akutklinik und in der Rehabilitationsklinik Sprachtherapie und Schlucktraining. Das Sprechen erscheint noch leicht verlangsamt und teilweise verwaschen. Das Sprachverständnis zeigt keine Einschränkungen mehr. Hier waren die Ergebnisse im Token Test des AAT (Aachener Aphasie Test, Huber et al. 1983) beim Verlassen der Rehabilitationsmaßnahme unauffällig. Problematischer sind für den Alltag die Gehbehinderung durch den Sturz und das Schluckproblem. Da sich Frau A. zu Hause nicht mehr versorgen kann, muss sie in ein Seniorenheim umziehen. Der Arzt aus dem Seniorenheim erbittet eine sprachtherapeutische Unterstützung in Form einer Weiterführung des Schlucktrainings.

Verlauf Beim ersten Termin mit Frau A. im Seniorenheim ist sie nur schwer zu motivieren. Frau A. leidet unter der neuen Wohnsituation, kann sich mit der Heimunterbringung nicht abfinden. Sie hatte sich bis vor dem Sturz immer selbst versorgt. Außerdem will sie sich mit der passierten Kost wegen der noch bestehenden Dysphagie nicht abfinden. Die Therapeutin erklärt ihr, dass im Augenblick noch passierte Kost notwendig ist, es aber durchaus möglich ist, bald auf festere Nahrung umzusteigen. Ebenso erklärt sie Frau A., dass das Seniorenheim den Vorteil von barrierefreien Wegen hat, was die Altbauwohnung im dritten Stock nicht bieten kann. Die Therapeutin und Frau A. erkunden beim ersten Termin mit dem Rollator den Flur und besprechen die weiteren Ziele des Schlucktrainings. Bewusst unterstützt die Therapeutin das Gehen mit dem Rollator, da dieses Gerät für Frau A. ebenfalls eine Einschränkung gegenüber der früheren Bewegungsfreiheit ist. Das Gehen mit Rollator, das Erkunden der neuen Umgebung und das gleichzeitige Unterhalten sind beim ersten Kontakt sehr wichtig. Mit den Pflegekräften und dem Arzt wird abgesprochen, welche Möglichkeiten und Grenzen im weiteren Verlauf der Schluckbehandlung bestehen. Daraus ergibt sich, dass das Schlucken von passierter Kost und angedickten Getränken schon sehr gut möglich ist. Lediglich auf ihre Haltung beim Schlucken muss die Klientin noch achten. Frau A. ist schon so gut trainiert, dass sie selbst die korrekte Haltung einnehmen kann. Sie weiß auch, dass sie nach der Nahrungsaufnahme leicht aufgerichtet bleiben soll.

Frau A. hat während ihrer stationären Behandlungen kausale und kompensatorische Therapieverfahren (Bartolome / Schröter-Morasch 2006) kennen gelernt. Auf Hilfsmittel konnte komplett verzichtet werden. Durch die bisher gute Entwicklung wird das Essen normaler Kost als Therapieziel angestrebt. Die Funktionsüberprüfung zeigt noch leichte Einschränkungen der Zungenmotilität, die ebenfalls für die verwaschene Aussprache verantwortlich sind. Auch die Kraft der Kau- und Wangenmuskulatur muss gesteigert werden. Der Schluckvorgang ist komplett, aber verlangsamt. Aus diesem Grunde ist das Einhalten der Essregeln (Abb. 46) sehr wichtig. Das Funktionstraining besteht vor allem aus Stimulation und Mobilisationstechniken. Autonome Bewegungsübungen sind ebenfalls ein Teil der aktuellen Therapieformen. Im Bereich der Zunge geht es um Zungenprotraktion und -retraktion, um Zungenspitzenelevation und Zungenrückenelevation **Therapiebeispiel:** Die Zungenspitzenhebung wird durch Berührung stimuliert. Auch Druck und Vibration dienen der Stimulation. Thermische Reize

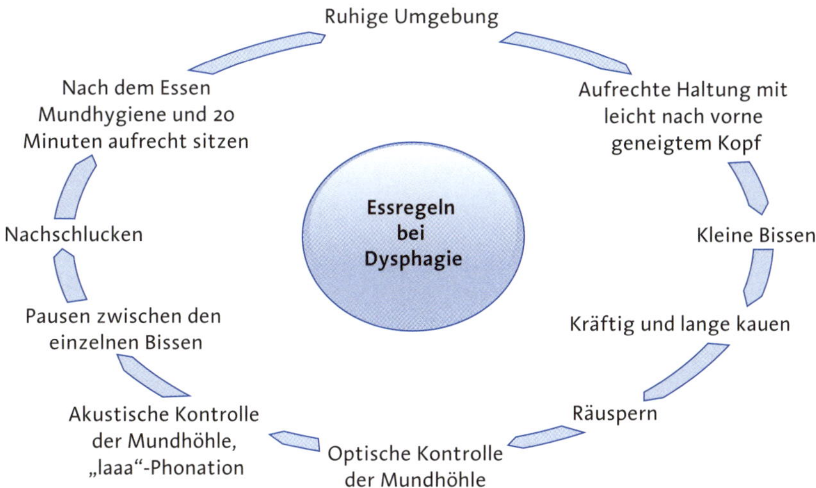

Abb. 46: Essregeln bei Dysphagie (nach Langmore 1994; Schalch 1994; Bartolome / Schröter-Morasch 2006)

<table>
<tr><th colspan="3">Evaluationsprotokoll Dysphagie</th></tr>
<tr><td>Klient: Frau A.
Geb. 30.03.1930</td><td>Diagnose:
Dysphagie nach Hirninfarkt am 03.09.08</td><td>Therapiebeginn:
04.11.08
Therapiefrequenz:
2-mal wöchentlich</td></tr>
<tr><td colspan="2">Anamnese: Hirninfarkt, Sturz in Wohnung, drei Wochen Akutklinik, drei Wochen Rehabilitationsklinik, sprachliche Probleme haben sich zurückgebildet</td><td>Risikopunkte:
depressiv wegen Heimunterbringung</td></tr>
<tr><td colspan="3">Therapieprofil siehe Diagnostik vom: 04.11.08</td></tr>
<tr><td colspan="2">Stärken:
gute körperliche Rückbildung,
gute familiäre Unterstützung</td><td>Schwächen:
Stimmungsschwankungen</td></tr>
<tr><td>Therapiebeginn:
04.11.08</td><td colspan="2">Therapieziele:
korrektes Schlucken ohne Aspiration</td></tr>
<tr><td>Kontrolle am:
11.11.08
geprüfte Ziele:
Schluckablauf,
Sprachverständnis</td><td>Prüfung mit:
Schluckuntersuchung</td><td>Bewertung:
Schlucken noch nicht ohne Aspirationsgefahr möglich, keine Sprachstörung, sehr depressiv, Beratungsgespräch erfolgt, schwer zugänglich, Angehörigenberatung sehr erfolgreich</td></tr>
<tr><td>Kontrolle am:
18.11.08
geprüfte Ziele:
Schluckvorgang, Zungenhebung, Lippenschluss</td><td>Prüfung mit:
Beobachtung</td><td>Bewertung:
Kehlkopfhebung sehr gut, Zungenhebung noch schwach, Motivation hat zugenommen, Therapieziel wurde verstanden</td></tr>
<tr><td>Kontrolle am:
02.12.08
geprüfte Ziele:
Schluckvorgang, Zungenhebung, Lippenschluss</td><td>Prüfung mit:
Tasten, Beobachten</td><td>Bewertung:
Zungenhebung nimmt zu, Götterspeise kann geschluckt werden,
Frau A. setzt Schluckregeln gut um, Tochter und Pflegepersonal unterstützen die Therapie gut</td></tr>
<tr><td>Kontrolle am:
16.12.08
geprüfte Ziele:
Schlucken von passierter Kost</td><td>Prüfung mit:
Tasten, Beobachten</td><td>Bewertung:
Frau A. schluckt passierte Kost, sie braucht noch viel Zeit, Motivation sehr hoch</td></tr>
</table>

Abb. 47: Evaluationsprotokoll Dysphagie

wie kurze Eisberührung sind hier erforderlich. Im Sinne der Mobilisation kann das Drücken gegen einen Widerstand (Spatel) hilfreich sein. Das Suchen und Berühren der Oberlippe sollte eine autonome Bewegung initiieren. Eine wechselnde Bewegung mit Veränderung des Zielortes erschwert den Bewegungsablauf. Das heißt, die Zungenspitze berührt im Wechsel die Oberlippe und den Zahndamm. An dieser Stelle können nun auch Artikulationsübungen wie die Realisierung von /T/ einfließen. Eine weitere Stufe ist die artikulomotorische Umsetzung von T – D – T – D – Folgen. Schließlich erfolgt der Wechsel von Zungenspitzenelevation zu Zungenrückenelevation durch die Produktion von T – K – T – K. Funktionstraining, Beratung und Sprechtraining sind in diesem geschilderten Fall die wichtigsten Therapieinhalte. Neben der Beratung der Klientin ist der ständige Austausch mit dem verantwortlichen Arzt und dem Pflegepersonal wichtig. Das Pflegepersonal ist für die Nahrungsgabe und Kontrolle verantwortlich. Je besser das Pflegepersonal den Zustand der Dysphagie und das aktuelle Stadium der Entwicklung kennt, umso geringer ist das Risiko von Aspiration. Nicht zuletzt müssen die Angehörigen aufgeklärt werden, damit sie die Klientin richtig unterstützen. Sie müssen erfahren, welche Körperhaltungen und Hilfen das Schlucken unterstützen und von welcher Konsistenz das Essen sein muss. Nach drei Monaten hat sich Frau A. an das Leben im Seniorenheim gewöhnt. Sie hat nun Bekannte und freut sich über den Kontakt. Das Schlucken ist so weit vorangeschritten, dass sie nur noch leicht passierte Kost essen muss (Abb. 47).

5.5 Sprachtherapie bei Cochlea-Implantat

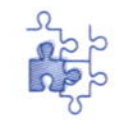

Frank, 3,8 Jahre, beidseitige CI-Versorgung mit 18 Monaten

Anamnese

Die Mutter erleidet eine Virusinfektion in der Schwangerschaft. Mit sechs Monaten wird eine erste BERA (Brainstem Evoked Response Audiometry) durchgeführt, die Messung der frühen akustisch evozierten Potentiale (Hirnstammaudiometrie) über Oberflächenelektroden. Das auffällige Ergebnis bestätigt sich bei einer zweiten Untersuchung. Da die Hörgeräteversorgung erfolglos ist, entscheidet man sich für eine beidseitige CI-Versorgung mit 18 Monaten. Einige Wochen nach der Operation, die gut verläuft, erfolgt die Erstanpassung. Frank kommt mit der langsamen Anpassung sehr gut zurecht. Schon nach kurzer Zeit reagiert er auf Geräusche und erkennt schließlich seinen Namen. Es folgt Frühförderung und pädaudiologische Beratung. Mit 2,3 Jahren wird er sprachtherapeutisch untersucht. Die Ergebnisse im SETK-2 liegen leicht unter der Norm. Zusätzlich zur Frühförderung und pädaudiologischen Betreuung beginnt Sprachtherapie.

Diagnostikschritte

Das diagnostische Vorgehen besteht aus folgenden Schritten:

- SETK-2: Sprachverständnis und Produktion liegen unter der Norm
- Spieluntersuchung: Frank reagiert auf seinen Namen. Im Spiel setzt er einfache Anweisungen um. Das Richtungshören ist gut. Die Aufmerksamkeit für den auditiven Input ist noch kurz. Es zeigt sich schnelle Ermüdung. Die Lautsprache ist auffällig. Die vorderen, gut sichtbaren Konsonanten wie /T/, /M/, /B/ sind entwickelt. /K/, /G/ fehlen. Es treten Lautersetzungen auf
- Elterngespräch
- FRAKIS (Elternfragebogen, Szagun 2009)
- Videoanalyse
- Austausch mit pädaudiologischer Beratungsstelle und Frühförderung

Verlauf

Zu Beginn der Therapie wird an der Hörwahrnehmung gearbeitet. Frank hört seit dem 18. Lebensmonat, einem Zeitpunkt, an dem hörende Kinder mit dem Wortschatzspurt beginnen. Seit der CI-Versorgung haben sich das Hörverhalten und die Sprachentwicklung sehr verbessert. Ziel der ersten Therapiephase ist eine Zunahme der auditiven Aufmerksamkeit und Entwicklung der Differenzierungsfähigkeit für Geräusche und Laute. Gleichzeitig wird der passive und aktive Wortschatz gefördert. Die Hörentwicklung geht stetig voran und auch das Sprachverständnis verbessert sich sehr schnell. Mit 3,4 Jahren ist der aktive Wortschatz in der Norm. Die morphologisch-syntaktischen Strukturen werden jetzt Therapieschwerpunkt. Im Alter von 3,8 Jahren liegen die morphologisch-syntaktischen Leistungen in der Norm. Es wird eine Therapiepause von vier Monaten vorgeschlagen. Danach wird eine weitere Kontrolluntersuchung gemacht. Frank wechselt im September von der Kinderkrippe der Frühförderstelle in den Regelkindergarten. Die Sprachtherapie wird ihn in Intervallen bis zur Einschulung begleiten (Abb. 48).

Evaluationsprotokoll CI-Versorgung		
Klient: Frank Geb. 18.08.05	Diagnose: Sprachtherapie bei Hörstörung	Therapiebeginn: 19.11.07 Therapiefrequenz: 2-mal wöchentlich
Anamnese: CI-Versorgung mit 18 Monaten, Frühförderung, pädaudiologische Betreuung		Risikopunkte:
Therapieprofil siehe Diagnostik vom: 19.11.07		
Stärken: intensive Unterstützung durch die Eltern, gute interdisziplinäre Betreuung	Schwächen: sehr schüchtern, zurückgezogen	
Therapiebeginn: 19.11.07	Therapieziele: Hörwahrnehmung, Sprachverständnis, Wortschatzerweiterung	
Kontrolle am: 15.01.08 geprüfte Ziele: Hörmerkspanne, Wortverständnis, Satzverständnis	Prüfung mit: informelle Prüfung	Bewertung: deutliche Verbesserung der Hörmerkspanne, Zunahme im Wort- und Satzverständnis, gute Unterstützung durch Eltern, gute Umsetzung in Frühförderung
Kontrolle am: 10.06.08 geprüfte Ziele: Sprachverständnis und -produktion	Prüfung mit: SETK-2, Beobachtung	Bewertung: Wort- und Satzverständnis liegen in der Norm, Sprachproduktion noch auffällig
Kontrolle am: 10.12.08 geprüfte Ziele: Wort- und Satzproduktion	Prüfung mit: AWST-R, patholinguistische Diagnostik	Bewertung: Aktiver Wortschatz liegt in der Norm, morphologische Unsicherheiten bestehen noch, einfache Satzformen
Kontrolle am: 21.04.09 geprüfte Ziele: Sprachproduktion auf Satzebene, phonologisch-phonetische Leistungen	Prüfung mit: patholinguistische Diagnostik	Bewertung: Frank macht gute Fortschritte im morphologisch-syntaktischen Bereich, Lautinventar altersadäquat

Abb. 48: Evaluationsprotokoll CI-Versorgung und Sprachtherapie

Literatur

Ackermann, S. J., Hilsenroth, M. J. (2001): A Review of Therapist Characteristics and Techniques Negatively Impacting the Therapeutic Alliance. Psychotherapy: Theory, Research, Practice, Training 38 (2), 171–185

Amorosa, H., Noterdaeme, M. (2003): Rezeptive Sprachstörungen. Ein Therapiemanual. Hogrefe, Göttingen

Arbeitsgemeinschaft der wissenschaftlichen medizinischen Fachgesellschaften (AWMF online). In: http://www.uni-duesseldorf.de/awmf/ll/ll_list.htm#P

Barratt, J., Littlejohns, P., Thompson, J. (1992): Trial of Intensive Compared with Weekly Speech Therapy in Preschool Children. Archives of Disease in Childhood, 67, 106–108

Bartolome, G., Schröter-Morasch, H. (Hrsg.) (2006): Schluckstörungen: Diagnostik und Rehabilitation. Elsevier, München

Bauer, A., de Langen-Müller, U., Glindemann, R., Schlenck, C., Schlenck, K.-J., Huber, W. (2002): Qualitätskriterien und Standards für die Therapie von Patienten mit erworbenen neurogenen Störungen der Sprache (Aphasie) und des Sprechens (Dysarthrie): Leitlinien 2001. Aktuelle Neurologie 29, 63–75

Baumgartner, R., Spescha, I. (2004): Testführer. Ein Überblick der Testverfahren für die logopädische Diagnostik bei Kindern und Jugendlichen. Interkantonale Hochschule für Heilpädagogik (HfH), Zürich

Baumgartner, S. (2008): Kindersprachtherapie. Ernst Reinhardt, München/Basel

– (2000): Zur sprachheilpädagogischen Identität. Die Sprachheilarbeit 45, 247–254

–, Giel, B. (2000): Qualität und Sprachtherapie. In: Grohnfeldt, M. (Hrsg.): Lehrbuch der Sprachheilpädagogik und Logopädie. Bd. 1. Stuttgart, Kohlhammer

Beushausen, U. (2007): Testhandbuch Sprache. Hogrefe, Bern

Biniek, R., Huber, W., Willmes, K., Klumm, H. (1992): Aachner Aphasie Bedside Test. Hogrefe, Göttingen

Bode, H. (2009): Heilmittel-Zahlen, Entwicklungen, Hintergründe. Kinderärztliche Praxis, Kirchheim, 334–346

–, Schröder, H., Waltersbacher, A. (2008): Heilmittel-Report 2008, Schattauer Verlag, Stuttgart

Böhme, G. (2008): Auditive Wahrnehmungs- und Verarbeitungsstörungen im Kindes- und Erwachsenenalter. Huber, Bern

– (2007): Förderung der kommunikativen Fähigkeiten bei Demenz. Huber, Bern

– (2006): Sprach-, Sprech-, Stimm- und Schluckstörungen. Bd. 2 Therapie. Elsevier, München

Castillo, E. (2005): Vergleich der Sprachentwicklung von mono- und bilingual aufwachsenden Kindern mit dem SETK 2 und mit dem IVÜS. Hausarbeit zur Erlangung des Grades Magister Artium. Ludwig-Maximilians-Universität München

Cochrane, A. L. (1972): Effectiveness and Efficiency. Random Reflections on Health Services. The Royal Society of Medicine Press

Dannenbauer, F. M. (1994): Grundlinien entwicklungsproximaler Intervention. Der Sprachheilpädagoge 26, 3, 1–23

De Bleser, R., Cholewa, J., Stadie, N., Tabatabai, S. (2004): LEMO Lexikon modellorientiert, Einzelfalldiagnostik bei Aphasie, Dyslexie, Dysgraphie. Elsevier, München

de Langen-Müller, U., Hielscher-Fastabend, M. (2007): Retro quant-retrospektive Erfassung quantitativer Daten der Sprachtherapie mit Kindern in Deutschland. Die Sprachheilarbeit 52 (2), 48–62

–, Iven, C., Maihack, V. (Hrsg.) (2003): Früh genug, zu früh, zu spät? Modelle und Methoden zur Diagnostik und Therapie sprachlicher Entwicklungsstörungen von 0 bis 4 Jahren. Prolog, Köln

Donabedian, A. (1982): An Exploration of Structure, Process and Outcome as Approaches to Quality Assessment. In: Selbmann, H., Überla, K. K. (Hrsg.): Quality assessment in medical Care. Gerlingen, 69–92

– (1966): Evaluating the Quality of medical Care. In: Milbank Mem. Quart. 44, 166–203

Eicher, I. (2003a): Educacion bilingual, Raices, Revista Cultural

– (2003b): 8 Elternratgeber zu folgenden Themen: Frühförderung, Mehrsprachigkeit, Sprachentwicklung, Sprachverständnis, Myofunktionelle Störung, Aphasie, Dysphagie in Deutsch, Englisch, Italienisch, Spanisch, Türkisch, Griechisch, Kroatisch. Praxis Dr. Eicher, München

– (2002): Terapia de voz. In: Boletín de AELFA (Asociacíon Española de Logopedía, Audiología y Foniatría). Ars Medica, Valencia

– (2001a): Intervoice: Entwicklung eines Qualitätsmanagementsystems für Praxen der Stimmtherapie. Inaugural-Dissertation

– (2001b): Intervoice – das Therapeutennetzwerk. dbl–Kongressbericht, Düsseldorf

– (2000): Intervoice – das Therapeutennetzwerk. In: Homburg, G., Iven, C., Maihack, V. (Hrsg.): Qualitätsmanagement in der Sprachtherapie. Prolog, Köln

– (1998): Intervoice – Das Therapeutennetzwerk in deutscher, englischer und spanischer Sprache, darin das Basisprogramm zur Behandlung von Stimmstörungen. In: www.intervoice.de

–, Tsakmaki, B., Akkaya, Z., Castillo, E. (2009, im Druck): Vergleich einer bilingualen Sprachstandserhebung. In: Heide, J., Hanne, S., Brandt, O. C., Fritzsche, T., Wahl, M. (Hrsg.): Spektrum der Patholinguistik – Band 2

–, Krauser, E. (2009): Die Akademische Lehrpraxis als Schnittstelle zwischen Lehre und Forschung. In: Schönauer-Schneider, W., Baumgartner, S.: Sprachheilpädagogik im Wandel. Edition Freisleben, Würzburg

–, Arnold, B. (2006): AVWS – mit gleichzeitiger Sprachentwicklungsstörung. In: Böhme, G. (Hrsg.): Auditive Verarbeitungs- und Wahrnehmungsstörungen. Huber, Bern

Frattali, C. (1998): Measuring outcomes in Speech-Language Pathology. Thieme, New York/Stuttgart

Fröhlich, M., Michaelis, D., Kruse, E. (1998): Objektive Beschreibung der Stimmgüte und Verwendung des Heiserkeitsdiagramms. HNO 46, 684–689

Gemeinsame Rahmenempfehlungen gemäß § 125 Abs. 1 SGB V über die einheitliche Versorgung von Heilmitteln zwischen den Spitzenverbänden der Krankenkassen und den maßgeblichen Spitzenorganisationen der Heilmittelerbringer, 25.09.2006

Gesellschaft für Aphasieforschung und -behandlung (GAB), Deutsche Gesellschaft für Neurotraumatologie und Klinische Neuropsychologie (DGNKN) (2000, überarbeitet 2002): Qualitätskriterien und Standards für die Therapie von Patienten mit erworbenen neurogenen Störungen der Sprache (Aphasie) und des Sprechens (Dysarthrie)

Giel, B. (2000): Evaluation in der Sprachtherapie: Standardisierung statt Individualisierung? In: Homburg, G., Iven, C., Maihack, V. (Hrsg.): Qualitätsmanagement in der Sprachtherapie, Prolog, Köln

– (1999a): Qualitätsmanagement und Sprachtherapie. Die Sprachheilarbeit 44, 29–38

– (1999b): Qualitätsstandards für die Ausbildung von Sprachtherapeutinnen und -therapeuten im Rahmen von Diplom- und Magisterstudiengängen in Heilpädagogik / Rehabilitation / Sonderpädagogik in der Bundesrepublik Deutschland unter Einbezug der IALP-Richtlinien. Die Sprachheilarbeit 44, 39-–46

–, Iven, C. (2002): Evaluationsforschung in der Sprachtherapie. In: Grohnfeldt, M. (Hrsg.): Lehrbuch der Sprachheilpädagogik und Logopädie, Bd. 3. Kohlhammer, Stuttgart

Glindemann, R., Klintwort, D., Ziegler, W., Goldenberg, G. (2002): Bogenhausener Semantik Untersuchung (BOSU). Elsevier, München

Glück, C. (2003): Semantisch-lexikalische Störungen bei Kindern und Jugendlichen. Therapieformen und ihre Wirksamkeit. Stimme, Sprache, Gehör 2003, 27, 125–134

– (2002): FluencyMeter. Quantitative Stotterdiagnostik. Elsevier, München

–, Baumgartner, S. (2006): Störungen des Redeflusses. In: Siegmüller, J., Bartels, H. (Hrsg.): Sprache, Sprechen, Stimme, Schlucken. Elsevier, München

Goldenberg, G., Pössl, J., Ziegler, W. (2002): Neuropsychologie im Alltag. Thieme, Stuttgart

Göllner, B. (2002): Die Qualität der Betreuung sprachentwicklungsverzögerter Kinder aus der Sicht der Eltern. Die Sprachheilarbeit 47 (4), 171–172

Grawe, K. (2000): Psychologische Therapie. Hogrefe, Göttingen

–, Donati, R., Bernauer, F. (1994): Psychotherapie im Wandel: Von der Konfession zur Profession. Hogrefe, Göttingen

Grimm, H. (2001): Sprachentwicklungstest für drei- bis fünfjährige Kinder (SETK 3-5). Hogrefe, Göttingen

–, Aktas, M., Kießing, U. (2003): Sprachscreening für das Vorschulalter (SSV); Kurzform des SETK 3-5. Hogrefe, Göttingen

–, Aktas, M., Frevert, S. (2000): Sprachentwicklungstest für zweijährige Kinder (SETK 2). Hogrefe, Göttingen

–, Doil, H. (2000): Elternfragebögen für die Früherkennung von Risikokindern, (ELFRA-1, ELFRA-2). Hogrefe, Göttingen

Grohnfeldt, M. (2007): Lexikon der Sprachtherapie. Kohlhammer, Stuttgart

– (Hrsg.) (2003): Lehrbuch der Sprachheilpädagogik und Logopädie, Bd. 4. Beratung, Therapie und Rehabilitation. Kohlhammer, Stuttgart

– (1996a): Lebenslaufstudien als Grundlage einzelfallbezogenen Vorgehens. Die Sprachheilarbeit 41, 204–214

– (Hrsg.) (1996b): Handbuch der Sprachtherapie, Bd. 1. Grundlagen der Sprachtherapie. Edition Marhold, Berlin

– (Hrsg.)(2000): Lehrbuch der Sprachheilpädagogik und Logopädie, Bd. 1. Selbstverständnis und theoretische Grundlagen. Kohlhammer, Stuttgart

Hartmann, B. (2008): Gesichter des Schweigens, Die systematische Mutismustherapie. Schulz-Kirchner, Idstein

Heilmittelrichtlinien 2004 – Richtlinien des Bundesauschusses der Ärzte und Krankenkassen über die Verordnung von Heilmitteln in der vertragsärztlichen Versorgung. In: www.heilmittelkatalog.de

Hemsley, G., Code, C. (1996): Interactions between Recovery in Aphasia, emotional and psychosocial Factors in subjects with Aphasia, their significant others and Speech pathologists. Disabil. Rehabil. 18, 567–584

Herrmann, M., Koch, U., Wallesch, C. W. (1989): Communicative Skills in chronic and severe nonfluent Aphasia. Brain and Language 37, 339–352

Hiller, M. (2008): Dysphagie – Strukturierte Angehörigenberatung in der funktionellen Dysphagietherapie. Schulz-Kirchner, Idstein

Hubble, M. A., Ducan, B. L., Scott, D., Miller, S. D. (Hrsg.) (2001): So wirkt Psychotherapie. Verlag Modernes Lernen, Dortmund

Huber, W., Poeck, K., Weninger, D., Willmes, K. (1983): Aachener Aphasie Test (AAT). Hogrefe, Göttingen

Huber, W., Poeck, K., Springer, L. (2006): Klinik und Rehabilitation der Aphasie. Thieme, Stuttgart

Katz-Bernstein, N. (2007a): Beratung. In: Grohnfeldt, M. (Hrsg.): Lexikon der Sprachtherapie. Kohlhammer, Stuttgart, 48–50

– (2007b): Selektiver Mutismus bei Kindern, Erscheinungsbilder, Diagnostik, Therapie. Reinhardt Verlag, München

– (2003): Therapie aus pädagogisch-psychologischer Sicht. In: In: Grohnfeldt, M. (Hrsg.): Lehrbuch der Sprachheilpädagogik und Logopädie, Bd. 4. Beratung, Therapie und Rehabilitation. Kohlhammer, Stuttgart

– (1992): Therapiebegleitende Elternarbeit in der Behandlung von stotternden Kindern: Einzelgespräche, Müttergruppen, Elternberatung. In: Grohnfeldt, M. (Hrsg.): Handbuch der Sprachtherapie, Bd. 5. Edition Marhold, Berlin, 378–398

Kauschke, C., Siegmüller, J. (2002): Patholinguistische Diagnostik bei Sprachentwicklungsstörungen. Urban & Fischer, München

Kiese-Himmel, C., Bockmann A. K. (2006): Eltern antworten (ELAN). Elternfragebogen zur Wortschatzentwicklung im frühen Kindesalter. Beltz, Göttingen

– (2005): Aktiver Wortschatztest für 3–5jährige Kinder – Revision (AWST-R3-5). Beltz, Göttingen

Kramer, J. (2007): Der selektive Mutismus. L.O.G.O.S interdisziplinär 4/15, 284–289

Kroker, C. (2006): Aphasie Schnell Test (AST). Schulz Kirchner, Idstein

Lang, C., Dehm, A., Dehm, B., Leuschner, T. (1999): Kurze Aphasieprüfung (KAP). Swets Test Services, Frankfurt

Lindner, M., Grissemann, H. (2000): Mottier Test, Teil des Züricher Lesetests (ZLT). Huber, Bern 6. Aufl.

Medizinproduktegesetz (MPG) (2007): Bundesgesetz, Verwaltungsrecht, FNA: 7102–47
Medizinprodukte-Betreiberverordnung (MPBeitreibV)(2003): Bundesrechtsordnung, Verwaltungsrecht FNA: 7141-6-13
Motzko, M., Mlynczak, U., Prinzen, C. (2004): Stimm- und Schlucktherapie nach Larynx- und Hypopharynxkarzinom. Elsevier, München
Mutzeck, W. (1997): Kooperative Beratung. Beltz, Weinheim

Nawka, T., Wiesmann, U., Gonnermann, U. (2003): Validierung des Voice Handicap Index (VHI) in der deutschen Fassung. HNO 51, 921–929

Rapp, M. (2007): Partizipation und Lebensqualität mit Stottern. Die ICF als neuer Rahmen für Therapieplanung und Evaluation. Forum Logopädie, 2007 (2), 14–19
Reßler, W. (2008): HMR, ICD und ICF – drei Kürzel mit großer praktischer Bedeutung. Forum Logopädie 4 (22), 44–45
Ritterfeld, U. (2003): Beratung. In: Grohnfeldt, M. (Hrsg.): Lehrbuch der Sprachheilpädagogik und Logopädie. Bd. 4. Kohlhammer, Stuttgart, 24–41
– (2000): Zur Prävention bei Verdacht auf Spracherwerbsstörungen: Argumente für eine gezielte Interaktionsschulung der Eltern. Frühförderung Interdisziplinär 2, 82–87

Sandrieser, P., Schneider, P. (2001): Stottern im Kindesalter. Thieme, Stuttgart
Schlote, A., Richter, M. (2008): Angehörige von Schlaganfallpatienten. Stimme, Sprache, Gehör 2008, 32: 147–156
Sentürk, Z. (2007): Frühe Sprachdiagnostik mit dem SETK-2. Sprachvergleich von mono- und bilingualen türkischen Kindern. Hausarbeit zur Erlangung des Grades Magister Artium. Ludwig-Maximilians-Universität München: Forschungsinstitut für Sprachtherapie und Rehabilitation
Siegmüller, J. (2008): Therapie von kindlichen Wortfindungsstörungen nach dem patholinguistischen Ansatz. Forum Logopädie (5), 22, 6–13
–, Kauschke, C. (2006): Patholinguistische Therapie bei Sprachentwicklungsstörungen. Elsevier, München
–, Fröhling, A. (2003): Therapie der semantischen Kategorisierung als Entwicklungsauslöser für den Erwerb des produktiven Wortschatzes bei Kindern mit Late-Talker-Vergangenheit. Stimme, Sprache, Gehör 2003, 27, 135–141
Springer, L. (2008): Aphasie. In: Grohnfeldt, M. (Hrsg.) (2007): Lexikon der Sprachtherapie. Kohlhammer, Stuttgart
Steiner, J. (2008): Sprachabbau bei beginnender Demenz: Bausteine für eine heilpädagogisch-logopädische Diagnostik. Forum Logopädie 6, 14–21
– (2003): Therapie der Aphasien. In: Grohnfeldt, M. (Hrsg.): Lehrbuch der Sprachheilpädagogik und Logopädie, Bd. 4. Beratung, Therapie und Rehabilitation. Kohlhammer, Stuttgart
Still, A. T. (2006): The Philosophy and Mechanical Principles of Osteopathy, Kansas City
Suchodoletz, W. (2003): Therapie aus medizinischer Sicht. In: Grohnfeldt, M. (Hrsg.): Lehrbuch der Sprachheilpädagogik und Logopädie, Bd. 4. Beratung, Therapie und Rehabilitation. Kohlhammer, Stuttgart

–, v. Sachse, S. (2008, noch unveröffentlicht): Sprachbeurteilung durch Eltern, Kurztest für die U7 (SBE-2-KT)

Szagun, G., Stumper, B., Schramm, S. A. (2009, in Vorbereitung): Elternfragebögen zur frühen Sprachentwicklung: FRAKIS & FRAKIS-K. Harcourt Test Services, Pearson, Frankfurt

Tsakmaki, B. (2007): Vergleich der Sprachentwicklung von mono- und bilingual aufwachsenden griechischen Kindern mit dem SETK-2. Hausarbeit zur Erlangung des Grades Magister Artium. Ludwig-Maximilians-Universität München: Forschungsinstitut für Sprachtherapie und Rehabilitation

Upledger, J. E., Vredevoogd, J. D. (2003): Lehrbuch der CranioSacralen Therapie 1. Haug Verlag, Heidelberg

Voigt-Radloff, S., Schwer, B., Junde, I. (2007): Das logopädische Assessment. Forum Logopädie 2007 (1), 14–19

Watermeyer, M., Kauschke, C. (2009): Behandlung von Störungen beim Erwerb der Verbzweitstellungsregel nach dem patholinguistischen Ansatz: Eine Therapiestudie. Die Sprachheilarbeit, 54/1, 3–17

Yaruss, J. S., Quesal, R. W. (2006): Overall Assessment of the Speaker's Experience of Stuttering (OASES); Documenting Multiple Outcomes in Stuttering Treatment. Journal of Fluency Disorders, Volume 31, Issue 2, 90–115

Ziegler, W., Brendel, B. (2003): Sprechapraxie, In: Grohnfeldt, M. (Hrsg.): Lehrbuch der Sprachheilpädagogik und Logopädie, Bd. 4. Beratung, Therapie und Rehabilitation. Kohlhammer, Stuttgart

Zollinger, B. (2007): Die Entdeckung der Sprache. Haupt Verlag, Bern

Sachregister